阴瑜伽

缓慢流动以恢复身体机能，提高身体灵活性，缓解疼痛

主编　〔美〕保罗·斯蒂尔（Paul Steele）
主译　王会儒
译者（按姓氏笔画排序）
丁若兰　刘钰丹　刘智镕
杨璀灿　曹惠婷

河南科学技术出版社
·郑州·

备案号：豫著许可备字-2024-A-0112

图书在版编目（CIP）数据

阴瑜伽 / (美) 保罗·斯蒂尔 (Paul Steele) 主编 ; 王会儒主译 -- 郑州 : 河南科学技术出版社, 2025. 7. --ISBN 978-7-5725-2055-6

Ⅰ. R161.1

中国国家版本馆 CIP 数据核字第 2025EV8233 号

出版发行：河南科学技术出版社
地址：郑州市郑东新区祥盛街27号　邮编：450016
电话：（0371）65788613　65788629
网址：www.hnstp.cn
出 版 人：乔　辉
策划编辑：李　林
责任编辑：李　林　安　佳
责任校对：牛艳春
封面设计：李小健
责任印制：徐海东
印　　刷：河南新华印刷集团有限公司
经　　销：全国新华书店
开　　本：787 mm × 1092 mm　1/16　印张：10　　字数：184千字
版　　次：2025年7月第1版　2025年7月第1次印刷
定　　价：68.00元

如发现印、装质量问题，影响阅读，请与出版社联系并调换。

序

运动能够通过多种途径改善个体的健康状态，提高生活质量。

体育锻炼不仅能增强人体抵抗疾病的能力，还能有效缓解各种身体不适。例如，通过定期的体育锻炼，可以显著改善心血管系统和免疫系统的功能，优化血糖调节能力，并增强骨骼结构。此外，体育锻炼对大脑也有显著的积极影响，能够有效改善情绪状态，提高学习能力和注意力。

心理与身体是动态整合的，并且彼此持续相互影响。通过运动和呼吸，人体向内部传递信号，从而影响思维；反之亦然，思想也会强烈影响身体状况。

瑜伽作为一种多元化的身心锻炼方式，涵盖了多个领域，包括力量训练、柔韧性训练、神经肌肉训练、恢复训练及心理调节。阴瑜伽主要强调静态拉伸和正念练习。

正念或称意识存在，通过感官和呼吸专注于当下，而不对体验进行评判。通过将注意力转向内在，个体可以更加清晰地感知自身的情感、思维和状态，从而深化对自我的认知和理解。训练注意力的聚焦能力，还可以提高日常生活中的专注力。

自主神经系统负责调节血压、心率、消化和呼吸等非自主生理过程。自主神经系统的两个分支——交感神经系统和副交感神经系统对身体的应激水平产生影响。这两个系统相互协调，并始终以不同程度保持活跃状态。

一方面交感神经系统通过分泌肾上腺素、去甲肾上腺素和皮质醇来激活机体的“战斗或逃跑”反应。这会导致心率加快、血压升高及呼吸频率增加。

另一方面，副交感神经系统主导机体的恢复和愈合过程，促进休息和消化功能。在副交感神经系统的作用下，心率、血压和呼吸频率会降低。阴瑜伽倾向于激活副交感神经系统，因此可成为缓解压力的有效手段。

本书详细阐述了各种阴瑜伽体式，这些体式能够改善人体的运动能力，有助于预防疾病，并改善身体状态。

对于尚未尝试过阴瑜伽的读者而言，本书呈现了众多阴瑜伽体式，是绝佳的入门指南。对于经验丰富的读者来说，本书则可作为优秀的参考资料，为创新练习体式提供灵感。

祝阅读愉快。

Angelica Brandelius

医学博士、哲学博士

Angelica Brandelius

医学博士、哲学博士

Angelica Brandelius 博士是一位经过瑞典学院认证的私人医疗训练师，同时也是获得高级阴瑜伽教师培训课程 80 小时认证的瑜伽导师。

Angelica 博士对于如何把不同形式的体育活动作为强有力的工具，帮助我们在人生的不同阶段达到较好的健康和状态，特别感兴趣。

她主持多种运动课程，包括阴瑜伽/瑜伽、跑步、骑行和力量训练等。

Anders Glemme

注册物理治疗师

Anders Glemme 擅长运动损伤预防和治疗，为患有脊柱、关节、椎间盘、韧带和肌肉运动障碍的患者提供专业的骨科治疗服务。

Anders 在康复训练、筋膜治疗、肌内效贴、针灸和医疗激光治疗等方面均有丰富的临床经验。作为注册物理治疗师，Anders 已有超 30 年的从业经验。

目录

1

引言

年龄只是一个数字

本书旨在帮助中老年人通过练习阴瑜伽尽可能过上充实的生活并减缓衰老对身体乃至心智的影响。

实际年龄并不等于生理年龄。我们都知道，避免吸烟、不过量饮酒、多吃蔬菜及适当锻炼，都是有益于保持年轻的方法。

或许我们还需要更多？也许阴瑜伽就是能够提供“更多”的帮助？

阴瑜伽并非仅限于唱诵和香薰

许多人对瑜伽存在误解。他们认为瑜伽就是尝试摆出各种困难的姿势，发出特殊的唱诵声音，点燃香烛，并低声向周围的人说“Namaste”。如果你想做这些事情，那当然没问题，但阴瑜伽的核心目标在于提升身体的灵活性、促进血液循环及缓解身体紧张状态。

缓解疼痛的有效方法

我与许多 50 岁以上的人交谈时，他们都讲述了同样的经历：

早晨起床时常常感到身体僵硬，有时还会伴随疼痛。我们都知道，随着年龄增长，肌肉会变得紧绷，关节也会越来越僵硬。一方面是因为身体产生润滑关节的液体减少了，另一方面则是因为日常缺乏拉伸。

瑜伽可以帮助人们缓解关节疼痛，拉伸肌肉和结缔组织，还能增加关节液的分泌。这意味着人们可以减少疼痛，活动更加自如，生活质量也会得到提升。研究还发现，瑜伽练习甚至能增强骨骼力量[①]。

阴瑜伽的多维益处：从身体到心灵

阴瑜伽中的深呼吸练习具有多重功效，包括缓解压力、降低血压及增强免疫力。这些效果综合起来，能够显著改善睡眠质量[②]。

具体而言，长期坚持练习阴瑜伽可以为练习者带来生理、心理和情感方面的积极影响。本书旨在为读者提供必要的指导和启发，以便开始并持续练习这种温和、缓慢的瑜伽形式。

最为重要的是，阴瑜伽不要求练习者具备超强的柔韧性。无论初始的身心状态如何，阴瑜伽都将为练习者带来益处。

衷心希望这本书能为读者提供帮助，并助力读者感受更佳、更年轻的自我。

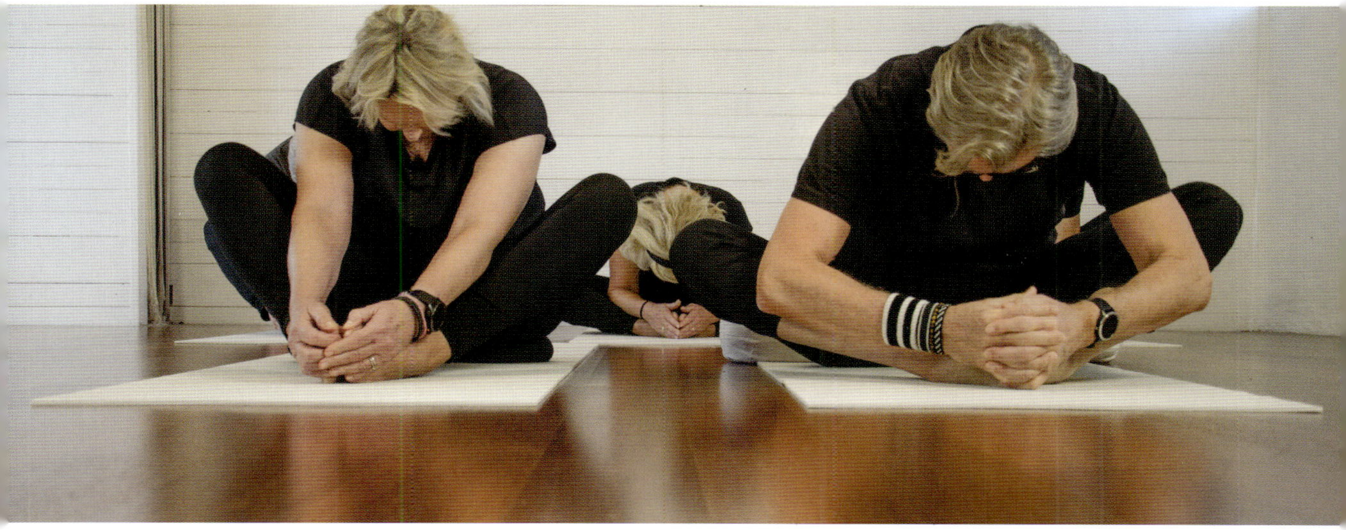

① https://europepmc.org/article/pmc/pmc4851231

② https://www.health.harvard.edu/mind-and-mood/relaxation-techniques-breath-control-helps-quell-errant-stress-response

2

什么是阴瑜伽

阴瑜伽是一种相对被动的瑜伽形式，对于身心都有益处。这种练习方式能够有效增加身体的活动能力，同时降低血压，从而提升整体幸福感。

在阴瑜伽的练习中，练习者通过长时间保持被动的拉伸姿势，深入探索身体内部。这种方法主要作用于结缔组织，包括韧带、关节、骨骼和筋膜。通过这种练习，可以显著提高身体柔韧性、改善血液循环，并缓解身体紧张状态。

阴瑜伽并非现代创新，它只是对已有数千年历史的瑜伽和冥想理念的诠释。

我们为什么应该练习阴瑜伽

对于 50 岁以上的人来说，阴瑜伽带来的益处多不胜数，从提高身体灵活性到降低血压等。以下是应该经常练习阴瑜伽的几个主要原因。

修复身体组织问题

随着年龄增长，人体的关节和结缔组织往往会逐渐粘连。这可能是由于重复性工作、运动或长时间保持静坐姿势导致的。这种情况常导致疼痛，并限制身体的活动能力。阴瑜伽温和的拉伸能够强化结缔组织，减轻疼痛和炎症。对于关节炎等症状，阴瑜伽尤其有效。

提高灵活性，恢复关节活动范围

需要长时间保持体式的阴瑜伽练习可以促进结缔组织的深层放松，并刺激其伸展。这有助于增加关节活动度，使你修剪趾甲或坐在脚跟这样的动作，在多年之后再次成为可能。

改善筋膜状态

筋膜是一种结缔组织，它将器官、血管、骨骼、神经纤维和肌肉固定在适当位置。筋膜本应随身体运动而伸展，如果长期处于压力状态下或未使用肌肉和关节，它就会变得紧绷，这可能导致疼痛。

通过长时间保持阴瑜伽体式，能够提高因缺乏活动而可能失去的筋膜弹性和韧性，从而强化关节，增加关节活动度。这使得从洞中捡起高尔夫球，或在滑雪运动中进行高雅速滑转弯时臀部转动变得更加容易。

减轻压力和焦虑

阴瑜伽能够刺激副交感神经系统，即“休息和消化”系统。它可以减慢心率，放松肌肉，并降低血压。

让身心平静下来

深呼吸、放松及长时间保持阴瑜伽体式，能够缓解日常生活中的压力和紧张状态。这是一种让人暂时忘却待办事项，专注于身体感受的好方法，从而达到更好的休息和恢复水平。

给自己进行穴位按摩

拉伸和压缩组织可以刺激经络。根据传统中医理论，经络是我们体内能量或“气”流动的通道。这种刺激能够增加能量流动，恢复身心平衡。大量研究表明，如美国国家补充与整体医疗中心（National Center for Complementary and Integrative Health, NCCIH）[①]关于针灸和穴位按压的文献表明，这些实践对我们的身体有很多好处。

改善记忆力

哈佛医学院的研究[②]表明，瑜伽比大脑训练更能有效提高记忆力。阴瑜伽等瑜伽形式对大脑负责信息处理和记忆的部分有积极影响。由于阴瑜伽能够缓解压力，还有助于大脑更清晰地运作。

改善睡眠

随着年龄的增长，人们的睡眠往往变得越来越浅，这可能会增加患抑郁症的风险。阴瑜伽中的冥想练习可以通过增加褪黑素（一种对睡眠起重要作用的激素）的分泌来帮助人体改善睡眠质量[③]。此外，阴瑜伽中的呼吸练习有助于身心放松，从而促进睡眠。

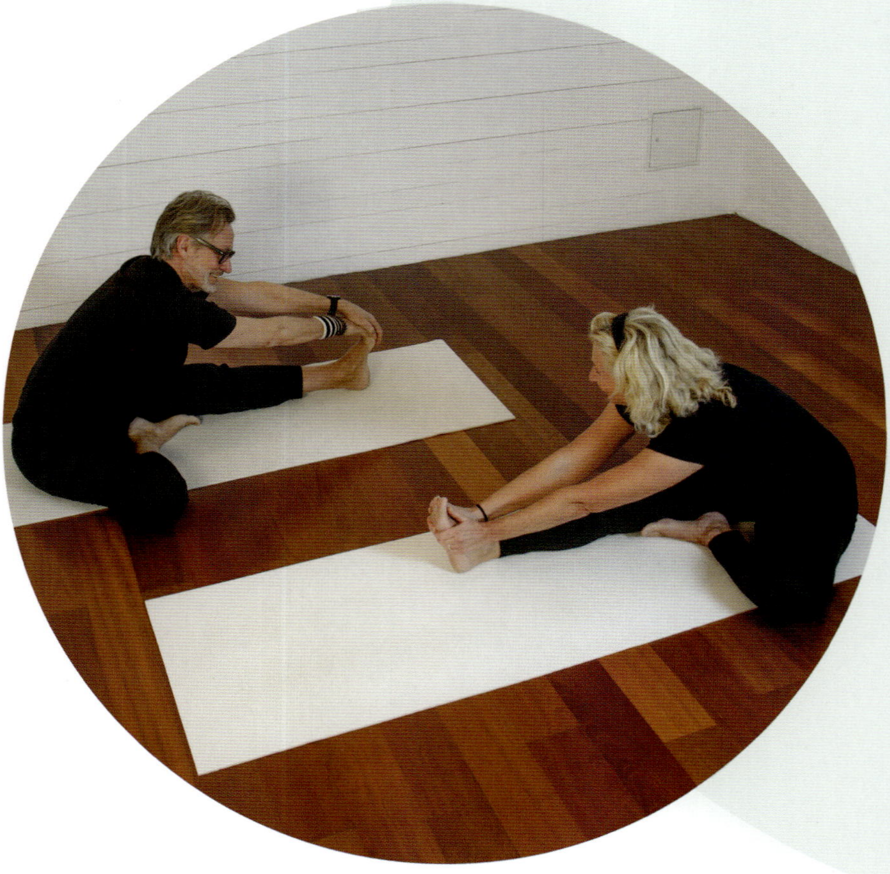

提升性生活质量

是的，这是真的。即使对于 50 岁以上的人也是如此。*Journal of Sexual Medicine* 中的一项研究表明，瑜伽，尤其是阴瑜伽，可以改善性功能，特别是对于 45 岁以上的女性。经过 12 周的瑜伽练习，练习者在性欲、性唤起、润滑、高潮，以及整体满意度等方面均有所改善。这可能是因为瑜伽体式能够增强核心腹肌力量、促进消化、强化盆底肌群，并提升情绪状态。

另一种观点认为，阴瑜伽体式可以刺激肾经（关于经络的详细介绍见下文），有助于消除阻碍性健康的潜在障碍。

此外，研究还发现，瑜伽对勃起功能障碍④也有积极作用，即使是对接受前列腺癌放射治疗的患者也有效果。与未进行瑜伽练习的对照组相比，在放射治疗期间，每周进行两次瑜伽练习的患者，不仅性功能障碍显著减轻，尿失禁和疲劳症状也有所改善。

所以，为了在 50 岁以后还能过上活跃的性生活，开始练习瑜伽吧！

注意事项

尽管阴瑜伽对于后期接触者而言，可能没有明显的负面影响，但在开始练习之前仍需谨慎考虑一些因素。在开始练习前咨询专业医疗人员的意见是个好方法。

以下情况请务必小心谨慎：
患有骨质疏松症者

随着年龄增长，骨质可能会逐渐退化，导致骨质疏松症。仅在美国，就有超过5300万人骨密度低并可能患有骨质疏松症。骨质疏松症患者在进行脊柱屈曲（前弯）姿势时应格外小心。脊柱屈曲体式包括蝴蝶式、仰卧脊柱扭转式、毛毛虫式、马鞍式等。最安全的做法是在开始阴瑜伽练习之前咨询医生的意见。

对于每个人而言，身体承受的压力都应该适中——既不能太小，也不能太大。Bernie Clark 可能是最多产的阴瑜伽书籍作者，其在 *Your Body*，*Your Yoga* 书中，提出了他所谓的“金发姑娘原则”。他指出，压力过小可能导致肌肉或神经组织萎缩、变弱，甚至退化（收缩）；而压力过大则可能造成严重损伤。但是 Bernie Clark 也认为，恰到好处的压力可以带来抗脆弱性。

找到适合每个人的实际压力点被称为“找到自己的极限”，这一点将在下文中讨论。

刚接受手术者

对于刚刚接受膝关节或髋关节置换手术的人群来说，需要放慢节奏。阴瑜伽是一种很好的方式，可以帮助患者在康复过程中提高柔韧性。

作为物理治疗的有效补充，阴瑜伽能够温和地刺激置换关节周围的结缔组织，促进康复。

有严重健康问题者，如心脏疾病患者

对于患有心脏疾病等严重健康问题的人群，在开始阴瑜伽练习前，务必先咨询医生的专业意见。值得注意的是，阴瑜伽通过降低呼吸和心率、提高胰岛素敏感性、调节皮质醇水平、减轻压力，从而降低血压，是很好的改善基本健康状况的方式，不妨试一试。

① https://www.nccih.nih.gov/health/acupuncture-what-you-need-to-know

② https://www.health.harvard.edu/staying-healthy/yoga-for-better-mental-health

③ https://www.ncbi.nlm.nih.gov/pmc/articles/PMC3328970/

④ https://www.verywellhealth.com/yoga-for-erectile-dysfunction-poses-benefits-risks-5200227

3

阴瑜伽 简史

阴瑜伽是一种相对较新的瑜伽形式，起源于 20 世纪 80 年代。当时，一些瑜伽练习者开始尝试长时间保持拉伸姿势，以观察这种做法对身体柔韧性的影响。阴瑜伽的创始人表示，这种练习方式的灵感来源于中国古代道家的导引和冥想练习。

这也解释了为什么阴瑜伽不仅注重身体拉伸的层面，而且还包含了中国传统医学理论的元素。

阴瑜伽与中医

中医（TCM）在中国已有数千年的历史。它与西方医学的主要区别在于，传统中医采用整体观念，关注个体的身心健康，而非仅仅针对特定疾病或症状进行治疗（通常采用药物）。

气、生命力和中医基础

根据中医理论，气（气功、太极中的概念）是一种生命力，是贯穿万物（包括人体）的能量。实践者认为，当气失去平衡时，个体的身心会受到影响。

恢复平衡并改善气的流动，一种方法是阴瑜伽。

中医支持者认为，阴瑜伽有助于改善能量流动，使气更好地流向各个器官，从而治疗各种疾病，包括减轻疼痛和改善情绪。

阴阳——互补对立的整体

阴阳符号广为人知，它代表了中医理论中的一对互补对立面。中医认为，阴阳需要保持平衡，才能使人体达到和谐状态，让气流畅通无阻。

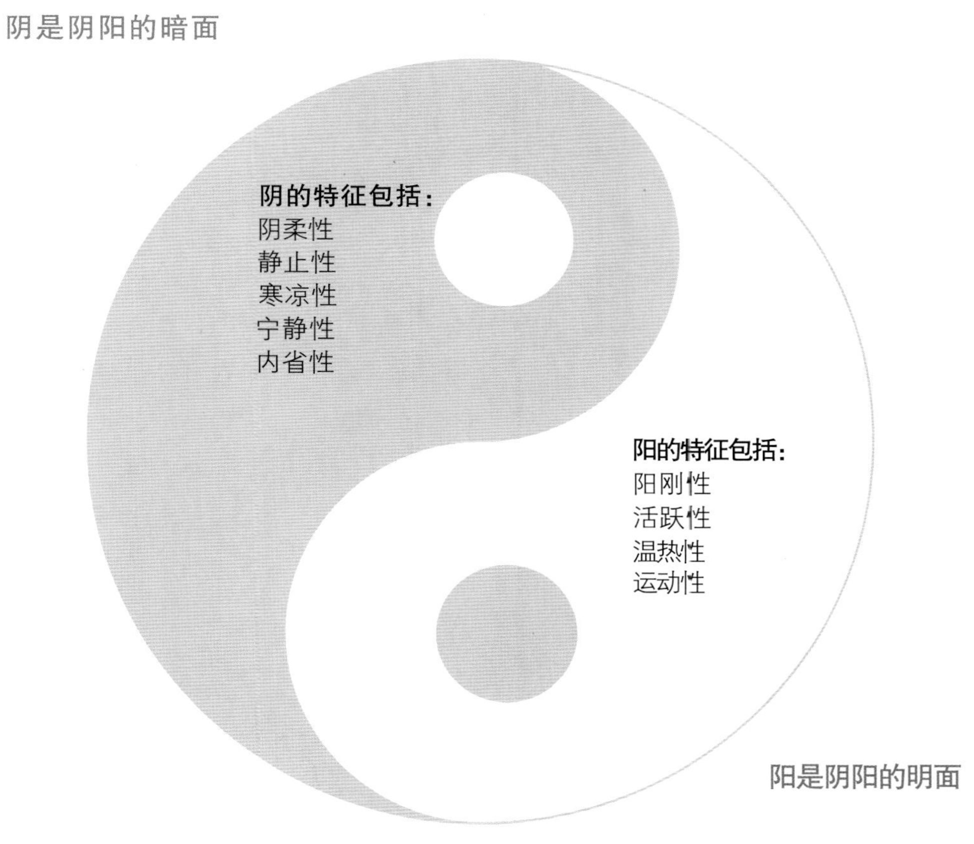

经络——引导体内能量流动的通道

中医理论提出了一种被称为“经络”的通道系统，它们负责在人体内传导气和能量，并滋润结缔组织（如关节、肌腱和筋膜）。如果这些通道出现阻塞，可能会导致身体功能失调，类似血液循环受阻或氧气不足的情况。

根据传统中医理论，人体内存在 12 条主要经脉和若干次要经脉。这些主要经脉与特定器官系统相关联，并可分为六对阴经和六对阳经，它们在人体内保持动态平衡。

阴经包括：心经、脾经、肺经、肾经、心包经和肝经。

阳经包括：小肠经、胃经、大肠经、膀胱经、三焦经和胆经。

为保持平衡，大多数经脉都是成对存在的。主要的经脉配对如下：

胃经（阳）与脾经（阴）相配

胆经（阳）与肝经（阴）相配

膀胱经（阳）与肾经（阴）相配

心经（阴）与小肠经（阳）相配

心包经（阴）与三焦经（阳）相配

肺经（阴）与大肠经（阳）相配

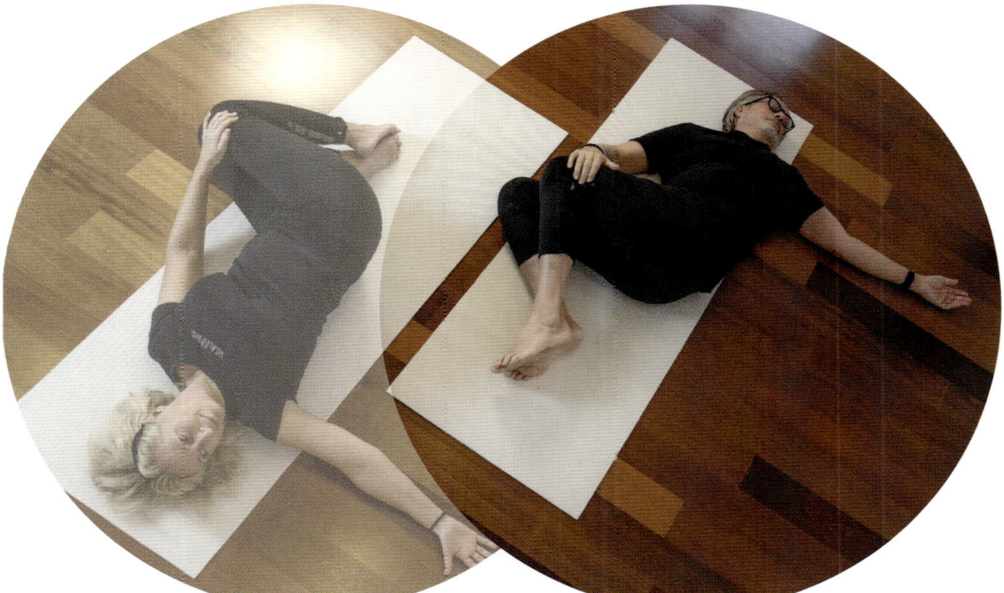

经脉与阴瑜伽

阴瑜伽的理论基础之一是创造条件打开经络，促进能量流动。对结缔组织拉伸或压缩的同时也在刺激相关器官，从而疏通经络中的阻塞。由于大多数阴瑜伽体式主要影响下半身，因此主要刺激的是胃 / 脾、肝 / 胆和肾 / 膀胱经。

经脉	生理功能	心理 / 情绪益处
肾经	肾经负责过滤血液中的废物并滋养骨髓，而骨髓是红细胞和白细胞的来源。在传统中医理论中，肾经包括负责应激反应的肾上腺，同时也支持性功能和生殖功能	平衡的肾经有助于我们感到安全和稳定，充满能量、热情和动力。它还能平衡恐惧情绪。如果出现腰部问题，通常是由于肾经阻塞所致，这意味着我们可能感到恐惧，从而导致身体紧张
膀胱经	膀胱经贯穿心脏后部，激活副交感神经系统，从而诱导放松反应。当该经络处于平衡状态时，可以缓解背部压力，甚至缓解坐骨神经痛	当膀胱经处于平衡状态时，会感到更加平静、放松和有耐心。相反，当该经络失衡时，可能会表现出急躁、无法放松、感到压力、缺乏耐心及易怒等
肝经	用于在体内运输气血。肝经调节血压，有助于保持背部的健康，并缓解腹部疼痛	肝经担负调控和规划人体功能，有助于产生愉悦感和信任感。这意味着，若肝经失衡，可能会导致愤怒和攻击性情绪的产生

续表

经脉	生理功能	心理/情绪益处
胆经	胆经的主要功能是控制胆汁流动，通过分解脂肪来辅助消化。它还有助于排出体内毒素 即使胆囊已被切除，也不会影响经络系统的运作，传统中医理论认为，经络线路仍然存在	胆经被称为善意、判断和决策的经脉。当胆经处于失衡状态时，可能会导致过度兴奋，出现苦涩感和厌恶情绪
脾经	脾经在消化过程中发挥关键作用，它协助筛选食物，并将血液向上输送至心脏。此外，脾经还具有温化功能，能将这些物质转化为气（能量）	脾经可促进思考和集中注意力。脾经失衡可能会导致焦虑、身心压力大、压力性过度饮食及慢性疲劳等症状
胃经	与脾经类似，胃经也是一个负责吸收营养并将其向下输送的消化器官 消除任何部分阻塞，可以缓解腹痛、腹胀感和反流性疾病	当胃经处于平衡状态时，个体会感到满足、愉悦和充实。反之，如果胃经功能不佳，个体可能会感到饥饿、贪婪、不满和失望

经脉线

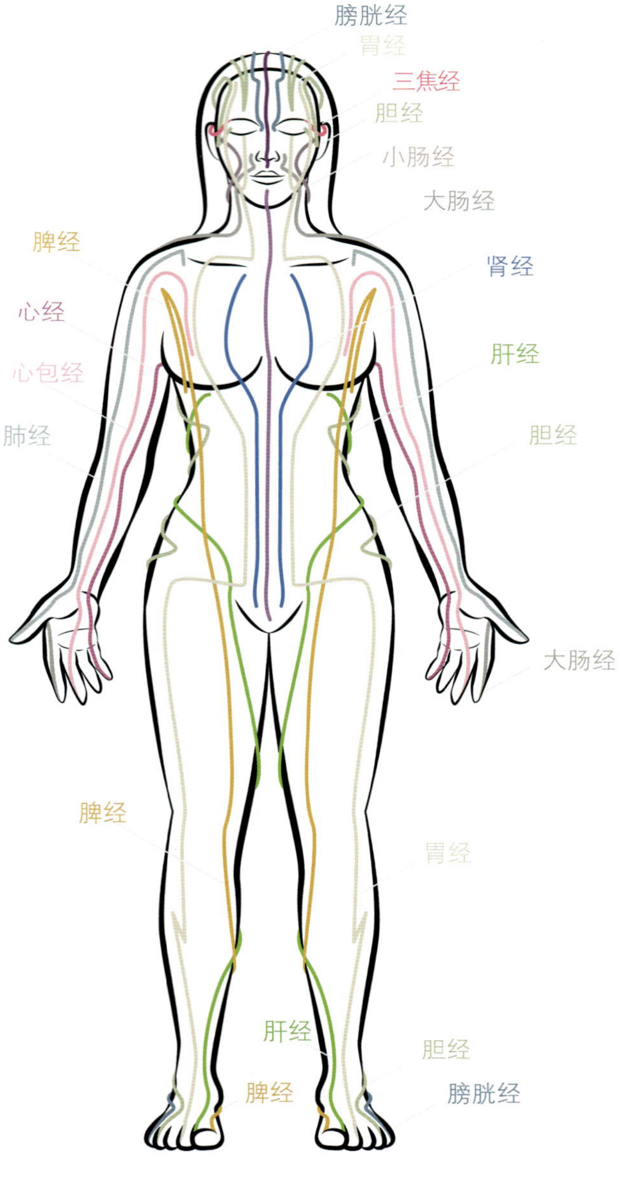

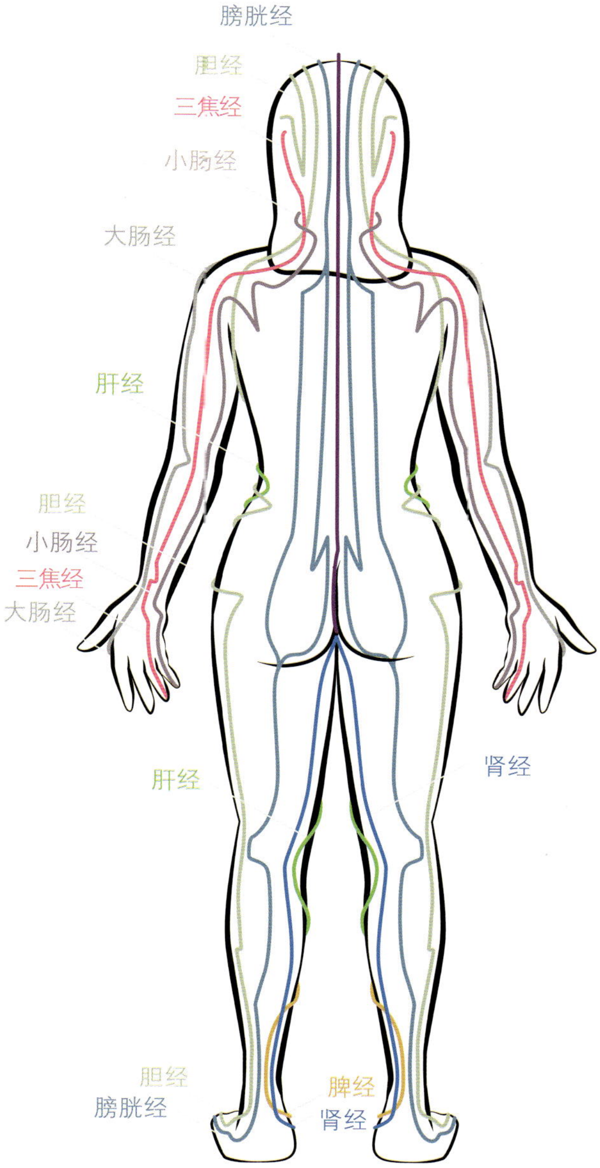

两条中心线经脉

- 任脉
- 督脉

十二条主要经脉

- 胃经
- 脾经

- 小肠经
- 心经

- 膀胱经
- 肾经

- 心包经
- 三焦经

- 胆经
- 肝经

- 肺经
- 大肠经

其他经脉，上半身经脉

通常认为心经控制血液向其他器官的流动——这与西医的观点相似。心经强健时，它能够调控情绪。反之，心经虚弱时，情绪则会主导个体。

小肠经负责接收来自胃部的部分消化食物，并进一步精细化处理。这条经脉对免疫系统、生长发育、代谢和性功能都有影响。小肠经失衡，可能会影响个体的判断力和思维清晰度。

大肠经负责接收已消化的食物并通过身体将排泄物排出。它能清除体内的毒素和代谢物，可以说它是判断何物留存、何物排出的器官。同样，大肠经也主导情绪，帮助个体知晓何时该放手。在传统中医理论中，情绪好坏不是关键，而是反映身体平衡或失衡状态的反馈机制。

肺经协助呼吸、血液和能量循环。正如俗语所说，“血行气至”，这一点在进行阴瑜伽呼吸练习时尤为明显。肺经还调节体温，保护机体免受感冒和流感的侵袭。它有助于提升自尊心，但如果受阻，可能会导致悲伤、羞愧、焦虑和忧郁等情绪。

心包经在西医中并未得到认可，但在传统中医理论中，其功能是保护心脏免受损伤。它有助于调节心脏血管的血液循环。心包经的能量与性行为相关的爱意有关。它将来自肾脏的原始性能量与心脏产生的爱结合在一起。换言之，心包经调节喜悦和愉悦感（如果受阻，则可能导致这些感觉的缺失）。

三焦经是另一条未被西医认可的经脉。它控制人体的应激反应，包括战斗、逃跑或僵直反应。它是唯一一条不与具体物理器官相关联的经脉，但覆盖了三个区域：①胸部，负责呼吸和能量分配；②横膈膜，负责消化和进一步推动能量；③耻骨上缘，负责排泄废物。据说三焦经充盈时，个体会感到更加放松、平和。但是，激活三焦经可能会使人处于高度警惕状态，释放皮质醇，从而给身心带来压力。它甚至可能导致个体承担过多任务，或摄入超过需求量的食物。

中医理学：信或不信

经络理论源自中国、印度和日本等地。近年来，西医在医疗领域占据主导地位。但是，西医往往侧重于症状治疗。例如，头痛时服用止痛药，脚部肿胀时使用软膏，髋部疼痛时考虑关节置换。相比之下，传统医学理论强调全面考虑身心健康的重要性。

面对这些不同观点，如何选择最佳治疗方案？尽管多数科学家认为缺乏支持经络理论的循证依据，但韩国首尔国立大学的研究却提出他们已经发现了经脉的存在，他们称之为“原始血管系统”，认为这是心血管系统的一个组成部分。研究发现，经脉不仅存在于皮肤表面，还构成了液体流动的管道系统，其中的液体可能具有形成干细胞的潜能。

针灸与穴位按压

每条经脉上都分布有按压点（或针灸点，即针灸的针刺位置）。研究表明，针灸对多种疾病有效。根据世界卫生组织的数据，在 129 个报告数据的国家中，有 103 个国家使用针灸。

针灸的作用机制尚未完全阐明。但是，有证据表明，针灸可能对神经系统和其他身体组织产生影响。

针灸在疼痛治疗方面似乎特别有效。前文提到的 NCCIH 对 20 项研究（6376 名参与者）数据的分析显示，对于患有疼痛性疾病（背痛、骨关节炎、颈痛或头痛）的人群，除颈痛外，针灸的有益效果在治疗结束后可持续一年。

阴瑜伽练习通过轻柔地压迫经脉线来刺激穴位，这种方式称为穴位按压。换句话说，阴瑜伽练习具有类似针灸的效果。

4

开始练习

你应该知道为什么要练习阴瑜伽了，那么接下来就让我们一起来看看应该如何练习阴瑜伽。对于瑜伽，特别是阴瑜伽，应该牢记两个要点。

这是你的身体，你的瑜伽

没有两个人是完全相同的——尤其是随着年龄的增长。所以一个人能做到的，另一个人可能做不到。重要的是定期使用本部分中的体式来拉伸和放松结缔组织紧绷的肌肉，缓解关节酸痛。

不是用身体去适应体式，而是让体式融入身体

谁会在意你是否如折纸般灵活，能折叠出许多姿势呢？重要的是要保持一种身心觉知的状态，在这种状态下你能感受到自己正在做有益于自身的事情。你在拉伸身体，并且感受由此带来的好处。

同时，你专注于给自己“自我时间”，那是一种心理和情感上的宁静，让你可以在这几分钟里把快节奏、信息过载的世界抛诸脑后，这对你的身体、心理和情感大有裨益。

阴瑜伽的三项原则

找到你的极限

正如我们在“金发姑娘原则”（第 18 页）中所讨论的那样，找到极限就是找到适合自己的体式难度。当你处于一个体式时，应感到适度的紧张，但也应该觉得自己可以较长时间地保持这个体式——随着练习的增多，可以保持大约3分钟或更长的时间。

你会发现，你的极限会随着时间的推移而增加。因此，如果在一开始做不到某个体式要求的腿部完全伸展，但在保持体式的过程中，你可能会逐渐做到。

寻找宁静

如果我们能在一个体式中保持静止，我们的身体将从我们正在做的事情中获得足够的益处。保持静止并不意味着像雕像一样一动不动，而是尝试放松，从而进入体式，让重力发挥作用。在保持体式的过程中，你会感到身体随着拉伸而逐渐放松。拉伸幅度哪怕只增加了几毫米，也能带来明显的效果。

但从静止中受益的不仅仅是身体。保持静止还会让我们有机会倾听内心的声音，利用这段时间和静止的状态，给自己空间。即使组织仍然处于紧张状态，也要放松并回归平静。还可以在静止中利用呼吸体会舒适和进行沉思。有关呼吸的建议，请参见本书后续内容。

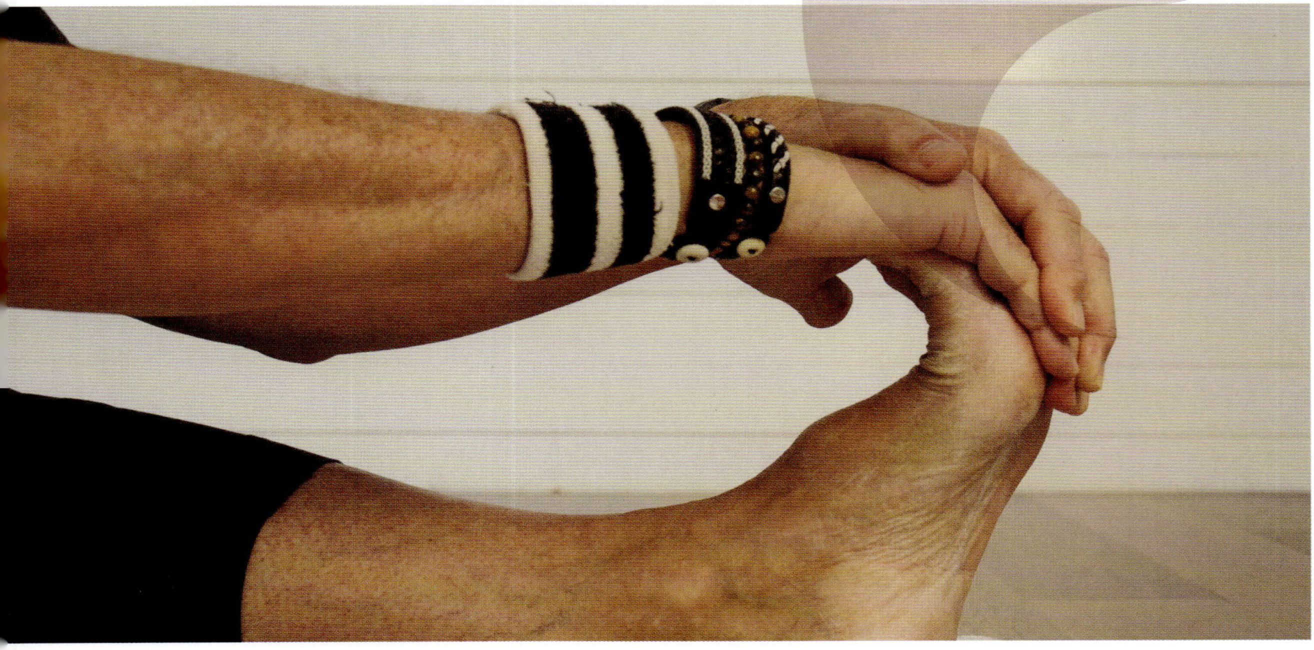

投入时间

阴瑜伽体式推荐保持3分钟以上。无论何时进行物理治疗，治疗师通常会建议你在一个拉伸动作中保持一段时间。这样做的好处显而易见，保持时间越长，拉伸越充分；拉伸得越充分，结缔组织越能“让步”。它们让步越多，你的感觉就越好，因为你的身体正在逐渐恢复原本的形态。

想想你每天花多少小时坐在屏幕前，或是窝在沙发上连续看几集电视剧或玩几局游戏，颈部前倾，坐姿懒散。现在，你有机会纠正这些不良姿势带来的损害。

如果在刚开始练习时觉得3分钟太漫长，没关系，可以先不保持那么长时间。任何超过1分钟的拉伸都是有好处的。

记住：如果感到疼痛，就立刻停止。调整或者完全结束这个体式，然后舒服地躺着，直到觉得能够去尝试另一个体式。

更好地呼吸

呼吸是自然的，对吧？但它常常被无意识地调节。如果我们感到有压力，呼吸就会加快、加重，这对身体并无益处。压力可能是西方世界的头号杀手。

众所周知，压力与疾病息息相关，从心脏病发作和中风到精神失常、免疫系统功能减弱、糖尿病和癌症，好的呼吸技巧是一种帮助缓解压力的方法。

有控制地呼吸有助于平衡能量，改善心情，提高注意力。

以下是三种有助于瑜伽练习并缓解压力的呼吸方式。

海洋呼吸（乌加依呼吸）

解释海洋呼吸最简单的方法是想象你在清洁太阳镜。你会呼气，可能还会发出声音。另一种描述方式是呼气并发出你认为的海洋的声音。海洋呼吸的理念是通过肺部大量地吸入和呼出空气来使身体变得平静。

腹式呼吸

将右手放在心脏上，左手放在肚脐上，用鼻子深吸气，然后嘴巴呼气。诀窍是让腹部膨胀得比胸廓大（除非腹部已经比胸廓大）。

左右鼻孔交替呼吸

慢慢地吸气和呼气，然后用右手拇指堵住右鼻孔。通过左鼻孔深吸气，松开右手拇指，堵住左鼻孔，通过右鼻孔呼气，每侧都尝试几次。

4×4 呼吸

接下来的呼吸练习可能是迄今为止最好的 4×4 呼吸练习。用鼻子吸气 4 秒，然后用嘴呼气 4 秒。呼气时间比数到四的时间长一点是一种很好的放松方式。

交感神经系统和副交感神经系统

交感神经系统和副交感神经系统是神经系统的一部分，它们调节无意识的身体功能。交感神经控制战斗或逃跑反应，一旦我们感受到威胁，它就会立即启动；它也是产生皮质醇的系统，而皮质醇可能会导致压力的产生。

副交感神经系统控制休息和消化系统。它能减缓一些反应，使身体感到平静，让身体休息、放松和自我修复，阴瑜伽可以激活副交感神经系统，使身心平静下来。

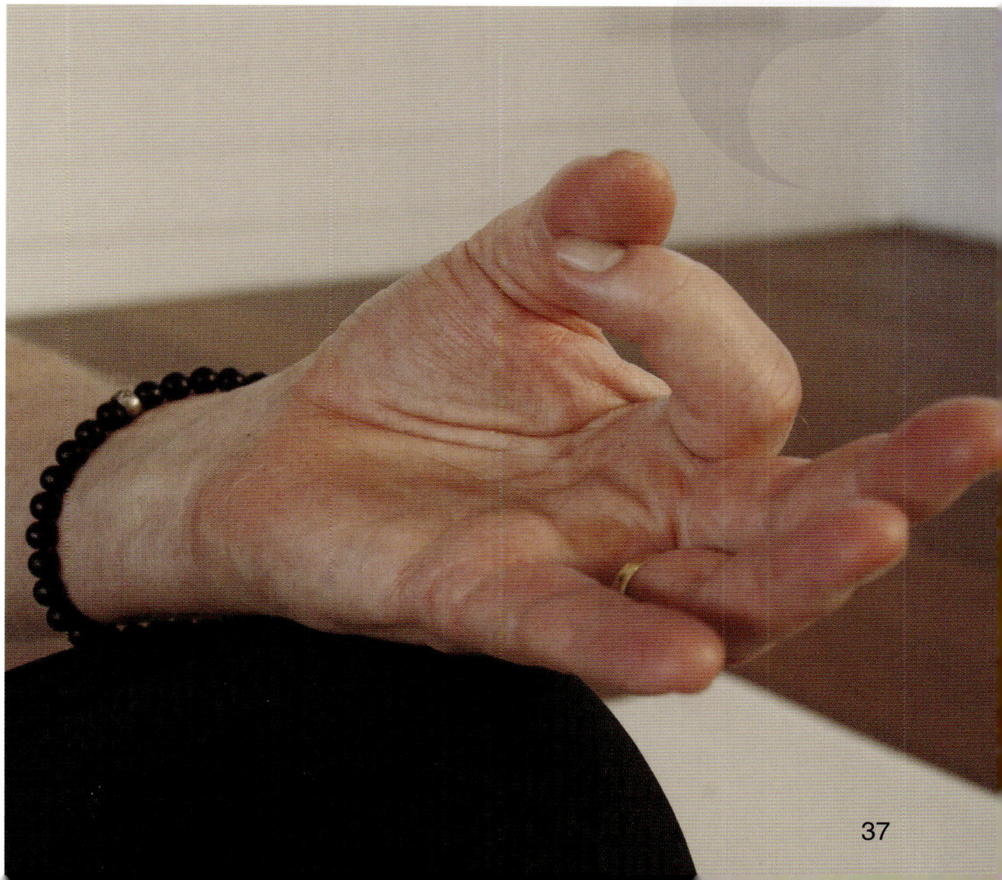

辅助道具：提高舒适度和支撑力

你身体的哪个部位最僵硬？你想解锁身体的哪些部位？使用合适的辅助工具可以让你更舒适地保持某些体式，并延长保持时间，这意味着你可以从中获得更多益处，拥有更强壮、更灵活、更健康的身体和心灵。

以下是一份可用于阴瑜伽的主要辅助工具清单。但最重要的是，你得有一条或两条毯子，这样你就可以在任何时间、任何地点进行练习。

瑜伽垫

一张合适的瑜伽垫会让你更舒适，并在你和地板之间形成一道屏障。建议购买一张厚一点的瑜伽垫，为膝盖、肘部或脚部等易受伤的部位提供更多支撑。

瑜伽砖

瑜伽砖可以在不同位置提供辅助，比如支撑双手和手臂，坐在瑜伽砖上面，抬高身体，甚至可以放在两腿之间保持双腿并拢。我发现使用瑜伽砖是一种让体式适配身体的好方法，这样可以使练习者在体式中保持更长的时间。

毯子

一条优质厚实的毯子能为练习者提供更多支撑，使练习更加舒适。你可以用毯子来支撑头部、脚部，以及身体其他所有部位。在练习前后放松时，还可以用毯子保暖。

瑜伽长枕

大而舒适的瑜伽长枕非常适合用于坐下或躺下时支撑关节，使用瑜伽长枕能够更加舒适，让你在体式中保持更长时间。

瑜伽带

可以使用瑜伽带将脚拉近身体，或者将自己向下拉，使头部更加接近膝盖，甚至可以将瑜伽带组合进一个完整的练习序列。

记住，阴瑜伽的目的是帮助你放松。尽管可以穿任何类型的服装进行练习，但穿着宽松进行练习会更舒适，或者你可以再加一件衣服或盖一条毯子来保暖。

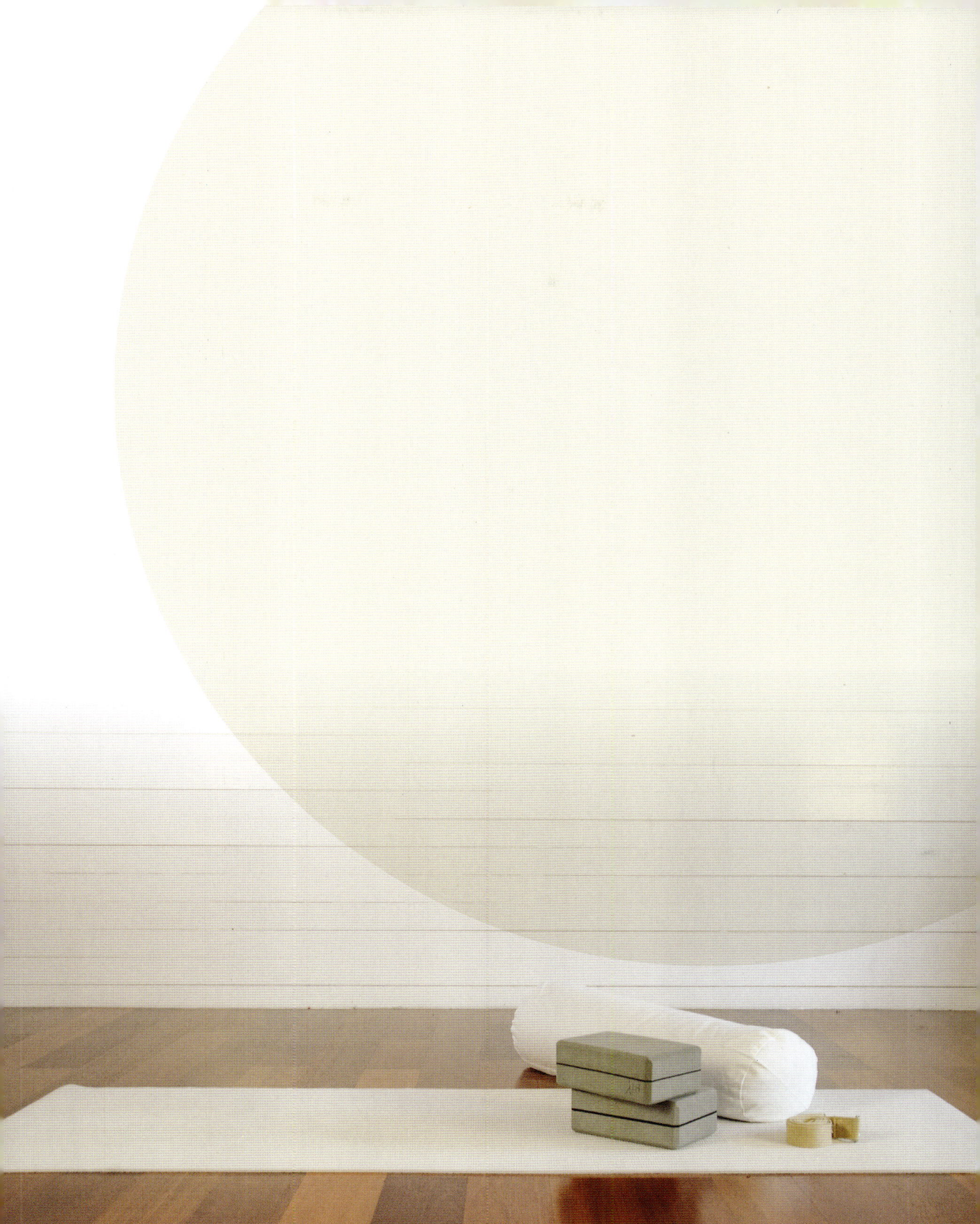

5

体式练习

以下阴瑜伽体式也适合 50 岁以上人群

一些阴瑜伽体式（阿萨纳）与其他体式相比会更容易，但所有体式都对健康有益。本部分展示一些主要的阴瑜伽体式，并提供最佳练习方式和如何使体式变得简单的建议，以及每个体式之后要做的反体式。

练习时间与方法

任何时候都是在地板上伸展的好时机。但有两个绝佳的时间，一个是清晨，此时肌肉有点困倦（可能还有点僵硬）；另一个是睡前，睡前练习瑜伽可以让你更放松，使神经系统平静下来，获得更长久、更深入、更安宁的睡眠。

笔者建议在体式中闭上眼睛，因为这可以让你摆脱周围环境的一些“噪声”，将注意力转向身体内部，当然，是否闭上眼睛完全取决于你自己。

回到觉醒状态

在进行练习时需要长时间保持阴瑜伽的体式。所以，如果你的思维开始游离，请尝试专注于身体，专注于所体验到的感觉。如果感到某个特定区域很僵硬——如左髋，尝试将呼吸引导到该部位。这样做可以给它输送能量，帮助放松身体。

如果你发现难以集中注意力，不要担心。让思绪自然地进入和离开脑海，尝试专注于呼吸。

记住：能量会流动到注意力集中的地方。

每个体式都有其反体式

每个体式之后享受1分钟左右的休息时间，让身体对刚刚受到的压力和拉伸做出反应。接着，练习一个反体式，即向相反方向拉伸身体。反体式使身体恢复到自然状态，这样就不会把上一个拉伸的紧张感带到下一个拉伸中。

结果如何？你会拥有更强壮、更柔韧的身体。

音乐——爱的食粮，完美的瑜伽镇静剂

练习阴瑜伽是通往更健康体魄和更低压力水平生活的绝佳途径。在练习时加上轻柔、缓慢、放松的音乐，可以增强练习效果，让你释放、放松和放下。在常见的音乐媒体网站上可以找到适合练习时播放的音乐。

让我们 开始吧

脚踝伸展式

为什么它对你有益

这是一个具有挑战性的体式，能够拉伸脚踝的肌肉、韧带和肌腱，使腿部保持强壮和灵活。这个拉伸动作能够提高脚踝的灵活性和活动范围，有助于平衡，同时促进整个脚部包括脚趾的血液循环，保护踝关节，避免受伤。

你经常跑步或徒步吗？脚踝拉伸有助于保持肌肉的良好状态，预防受伤，让你在未来几年都能继续跑步或徒步。

如何练习

坐在脚跟上，身体后倾，尝试将膝盖抬离地面，膝盖抬起的高度以不感到不舒适为宜。

小贴士

这个体式会对脚踝和膝盖造成很大的压力，如果感到疼痛，请退出体式，坐姿变为婴儿式，婴儿式会轻柔地拉伸脚踝。

保持这个体式 1 分钟左右。

技巧

毫厘之差，至关重要。这个体式可能让你感到不适，所以开始尝试时保持约 1 分钟即可。和所有体式一样，伴随着每次拉伸，关节活动范围都会增加几毫米。

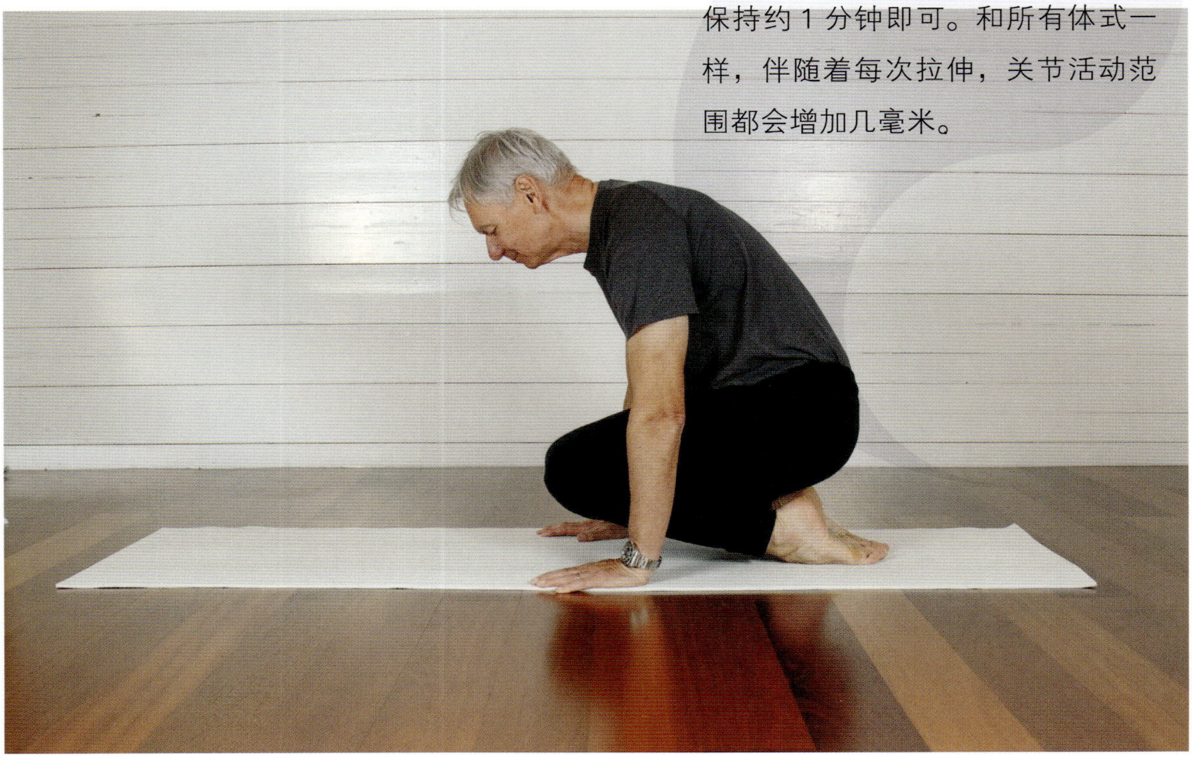

更轻松的方式

在膝盖的弯曲处放一条毯子可以在保持体式时更舒适，甚至可以将膝盖放在瑜伽长枕上。

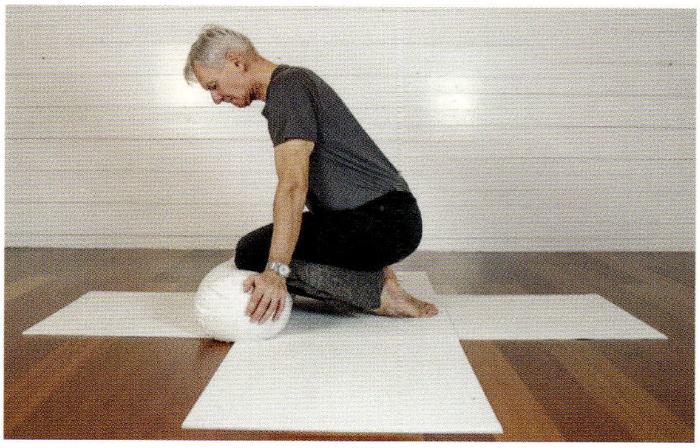

反体式

俯卧撑式或平板支撑式，这两种体式都会使脚向相反的方向弯曲。

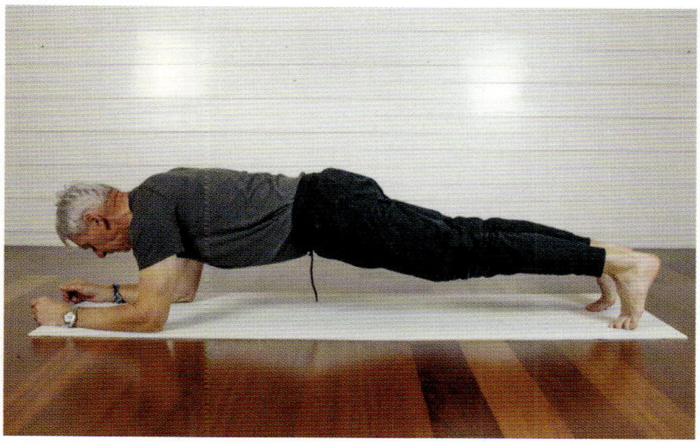

退出体式

身体前倾，双手放在膝盖前方，然后可以在桌子式的位置停留一会儿以放松身体。

物理治疗师表示：这个体式可以刺激踇趾并增加平衡感，有助于在走路时形成正确的步态，这可以改善行动不便的问题。

经脉

这个体式刺激所有的下肢经脉，因为这些经脉都流经脚踝。

香蕉式

为什么它对你有益

这个体式对于 50 岁以上的人大有裨益，香蕉式能够拉伸肩、臂、胸部、核心肌群和下背部。

它对髂胫束施加压力，从而缓解膝关节的压力。过度紧张的髂胫束常常会导致“跑步者膝”及许多相关的膝盖问题。

香蕉式还可以通过拉伸肋骨周围的肋间肌帮助改善呼吸。

如何练习

挺尸式躺下，双手置于身体两侧，如果拉伸左侧，需要先将臀部移到垫子的左侧。

双手举过头顶并完全伸展。

保持双脚并拢并移到右侧。如果可以，将左脚交叉在右脚之上。右手抓住左手腕，然后轻轻拉动。

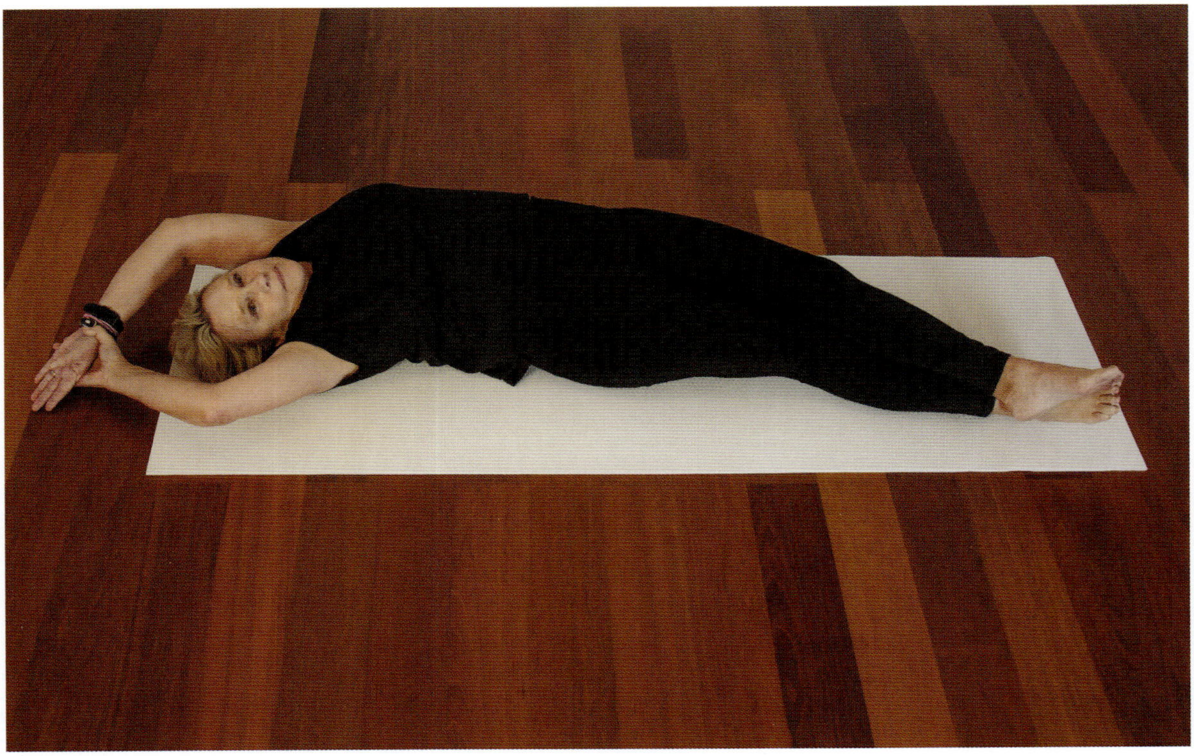

尝试保持放松，不要对下背部施加过多的压力。

如果拉伸右侧，需要先将臀部移到垫子的右侧，然后反向重复上述动作。

物理治疗师表示： 很多背部一侧的疼痛与一侧或两侧肌肉的紧张有关。这个体式有助于纠正这种情况并缓解背部疼痛。

更轻松的方式

如果你的肩膀不太好，可以只将手臂简单地放在身体两侧，或者，不必交叉双脚。

技巧

俗话说，心有所感，身即践行。你能感觉到自己的身体正在发生变化。也许在保持一个体式一段时间后可以尝试调整体式，将体式做得更加深入？

退出体式

将手臂放回身体两侧，如果双脚交叉，分开交叉的双脚，然后在挺尸式中放松。

退出体式时要小心手臂，务必慢慢地将手臂放回身体两侧。

反体式

将膝盖抱到胸前是一个很好的反体式。保持头部和肩膀始终在垫子上，避免对它们施加压力。

接下来，要么左右摇晃身体给背部按摩，要么伸展一条腿，将另一条腿拉近身体，左右替换。

经脉

刺激肝经和胆经，有助于消化。

桥式

为什么它对你有益

桥式能锻炼脊柱和背部，有助于缓解髋部疼痛，同时拉伸手臂和肩膀，有助于锻炼腹部核心肌肉。

桥式还能调节流向心脏的血液，有助于控制血压，并改善消化系统功能。

如何练习

双脚平放在瑜伽垫上，同时弯曲膝盖。

手掌朝下，将手臂放在身体两侧；然后脚跟向上移动，直到碰到手指。抬起臀部，在臀部下方放一块瑜伽砖，一定要确保瑜伽砖放在骨盆正下方，而不是下背部。

双腿向下滑动，直到感觉到来自瑜伽砖的压力。如果愿意，可以将手臂举过头顶，进行更深层次的拉伸。

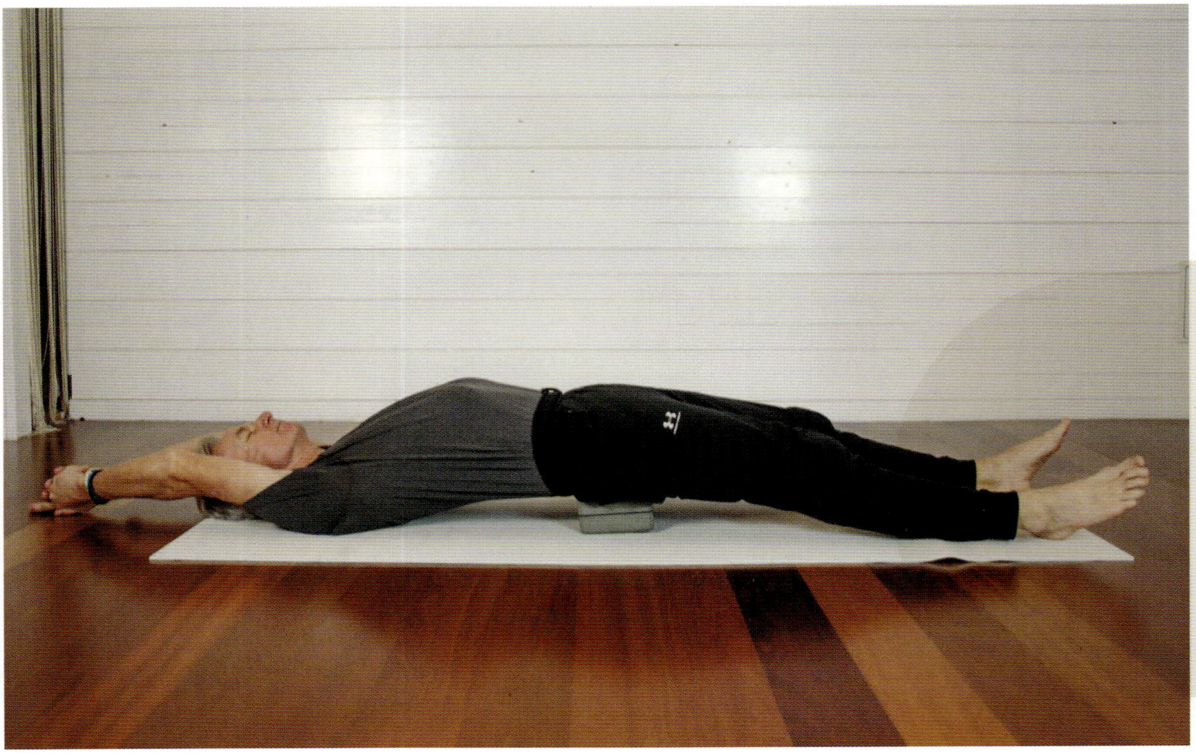

想挑战更高难度

一旦找到自己的极限，你可能想增加压力。此时只需在第一块瑜伽砖下面再放一块瑜伽砖。确保使用的是瑜伽砖的平整面，以免它们在保持体式时掉落。

反体式

保持头部和肩膀在瑜伽垫上，将膝盖抱到胸前，左右滚动身体，按摩放松背部。

技巧

在这个体式或者任何其他阴瑜伽体式中，闭上眼睛，缓慢、深长地呼吸，更深入地放松。

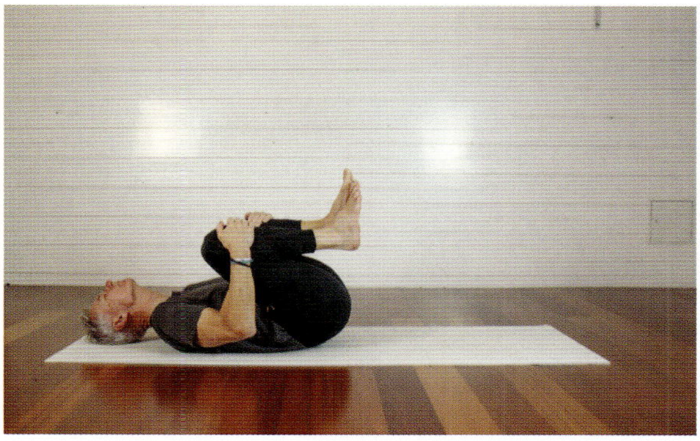

退出体式

如果在刚才的桥式中举起了手臂，将手臂放回身体两侧；抬起膝盖，用脚推地，将臀部从瑜伽砖上抬起，然后在双腿滑向地板的同时将瑜伽砖移开，放松。

物理治疗师表示：这个体式能拉伸胸肌，缓解肩膀和背部的紧张，也有助于我们更好地呼吸。

经脉

桥式能刺激多条经脉，包括肾经、膀胱经、脾经、胃经和心经。

蝴蝶式 / 仰卧蝴蝶式

为什么它对你有益

即使腘绳肌很紧绷，蝴蝶式依然能拉伸髋、膝、骨盆、肩膀、颈部，以及下背部。

物理治疗师表示：髋部会变得紧绷，尤其是男性。这个体式能缓解臀部和髋部的压力。

如何练习

蝴蝶式

脚底相对，让膝盖朝向两侧，向地板方向落下，不要试图强迫膝盖，找到你的极限即可。让背部向前折叠，尝试放松。

如果有腰椎间盘突出，向前时要保持背部挺直，不要弯腰。

技巧

如果腹股沟感到不适，只需伸展手臂和腿，使自己尽可能地伸展。

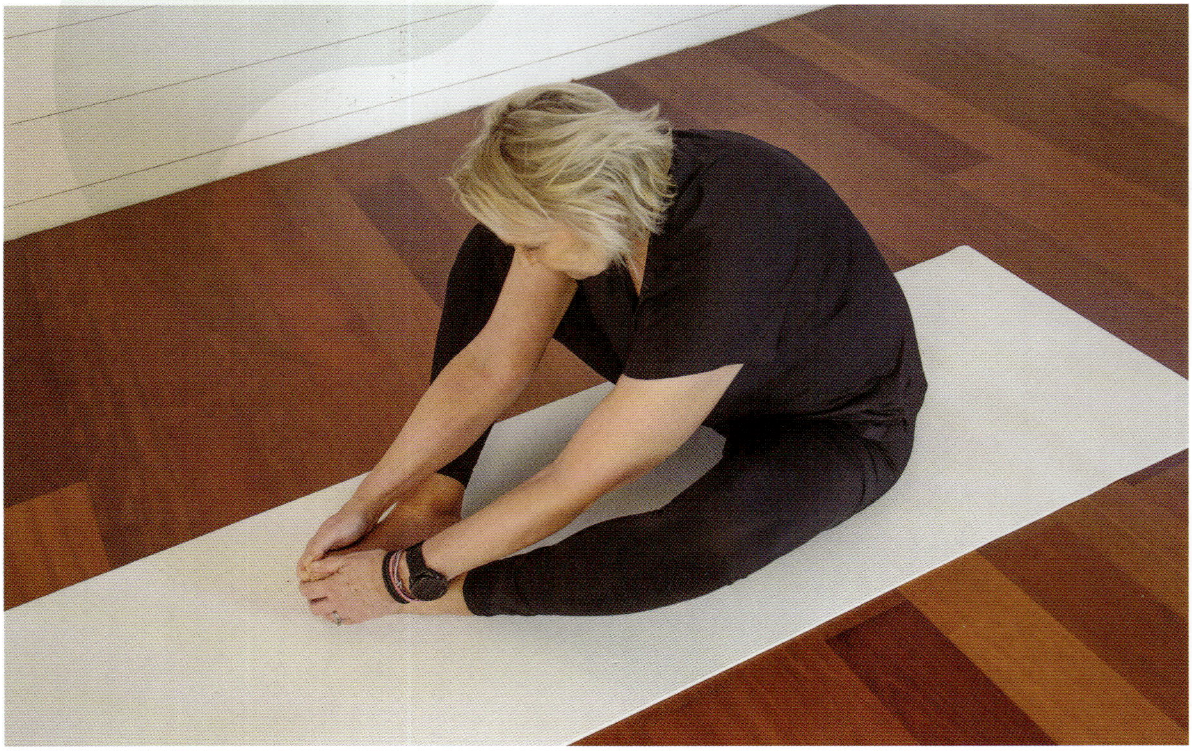

仰卧蝴蝶式

从仰卧姿势开始，抬起膝盖，然后平放在地板上。接着脚底相对，让膝盖向两侧朝着地板方向自然落下。不要试图强迫膝盖，找到你的极限。

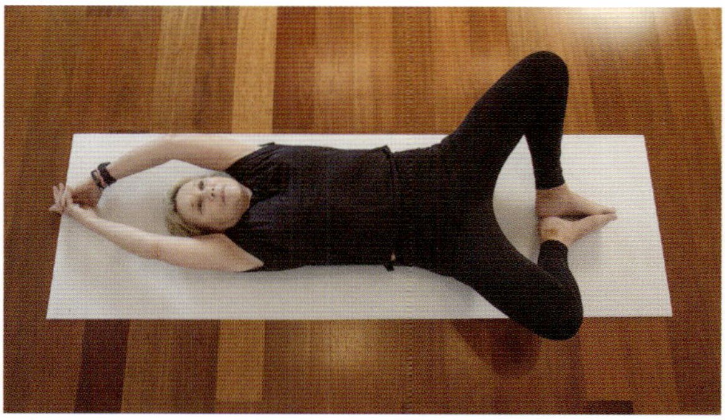

尝试将手臂举过头顶，放在地板上，以拉伸肩膀和上、下背部的肌肉。

更轻松的方式

坐在瑜伽砖、坐垫或毯子上面，如果骨骼得到支撑，肌肉就会放松。

退出体式

挺直背部直到直立。如果需要，用双手轻轻推两侧膝盖，直到它们并拢，然后躺下休息放松。仰卧蝴蝶式要先将手臂放回身体两侧，然后按照上述步骤退出体式。

反体式

帐篷式：双脚平放在垫子边缘，膝盖弯曲并朝向天花板，然后并拢膝盖。

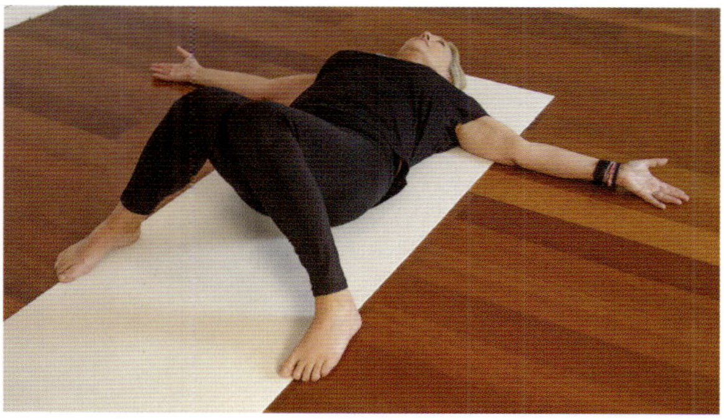

雨刷式：双脚平放在垫子边缘，从膝盖向上的位置开始，将腿向一侧转动，直到尽可能地远；然后向上，接着将它们转动到另一侧。根据自身情况可以进行多次转动。

经脉

蝴蝶式影响胆经、肾经、肝经和膀胱经。

猫拉尾巴式

为什么它对你有益

这个体式可以刺激脚、脚踝、膝盖、股四头肌、下背部和脊柱的肌肉，以及腹内、外斜肌。

物理治疗师表示：这个体式通过拉伸髋屈肌和周围肌肉来缓解背部压力。

如何练习

侧躺在垫子的右侧，膝盖弯曲 90° 。左臂伸展。

左腿向前并向右侧跨过右腿。然后抓住右脚前半部分并将其拉向臀部。一段时间后，换方向拉伸另外一侧。

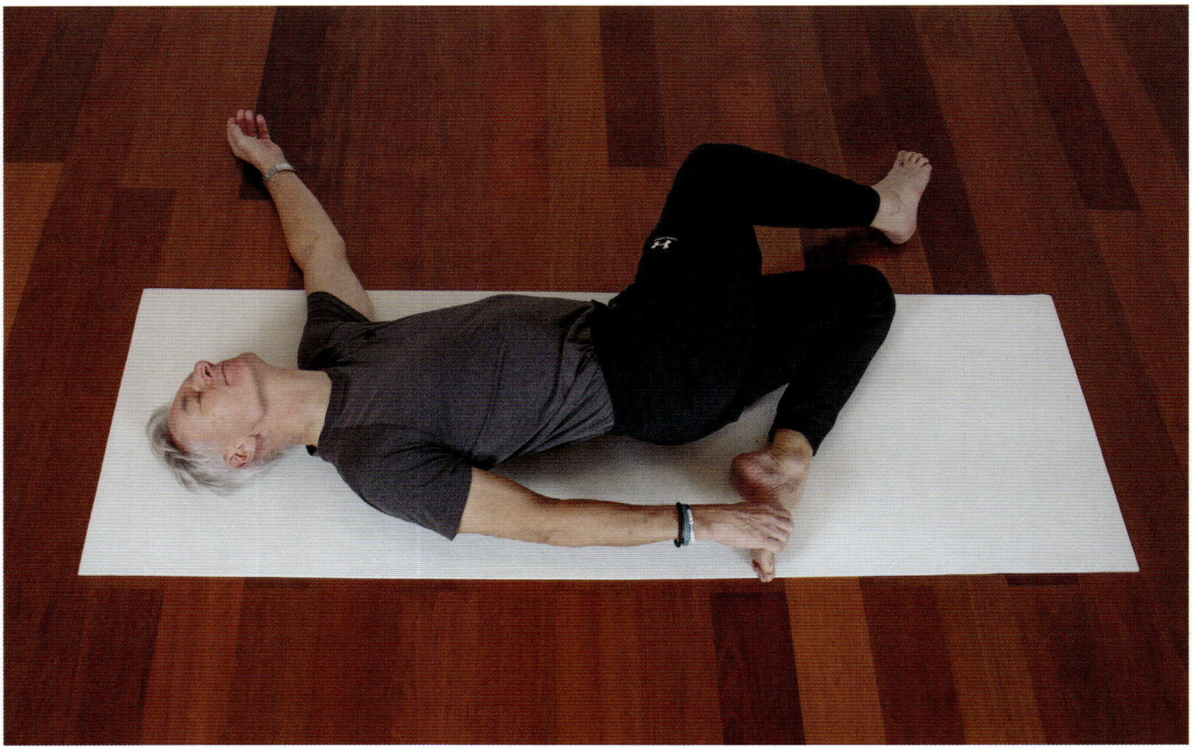

更轻松的方式

如果拉脚时感觉肌肉太紧绷，松开手，享受侧弯腰的感觉。

退出体式

放开脚踝，将左腿放回，放松，回到躺在垫子上的体式。

技巧

接受自己的身体，尝试抛开杂念，让肌肉放松。闭上眼睛，向内凝视。

反体式

婴儿式（见下文描述）或将膝盖抱到胸前。

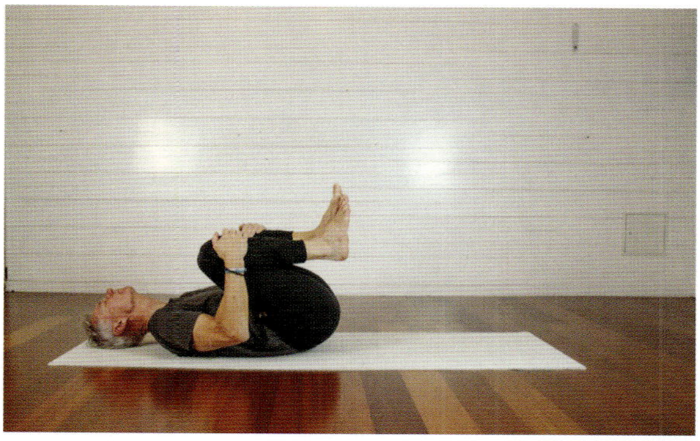

经脉

刺激胃经、脾经、膀胱经和肾经。

毛毛虫式/悬挂式

为什么它对你有益

毛毛虫式（和悬挂式）能拉伸和挤压脊柱，以及腹部周围的肌腱和组织，是一个很好的拉伸腘绳肌和筋膜的体式。

物理治疗师表示：这个体式能拉伸腘绳肌，从而减轻下背部压力，缓解疼痛。

如何练习

毛毛虫式

坐在瑜伽砖或坐垫上，双腿尽可能地向前伸直。然后屈髋向前折叠，弯曲背部。可以用手指沿着股四头肌、膝盖和小腿上部来找到自己的极限。

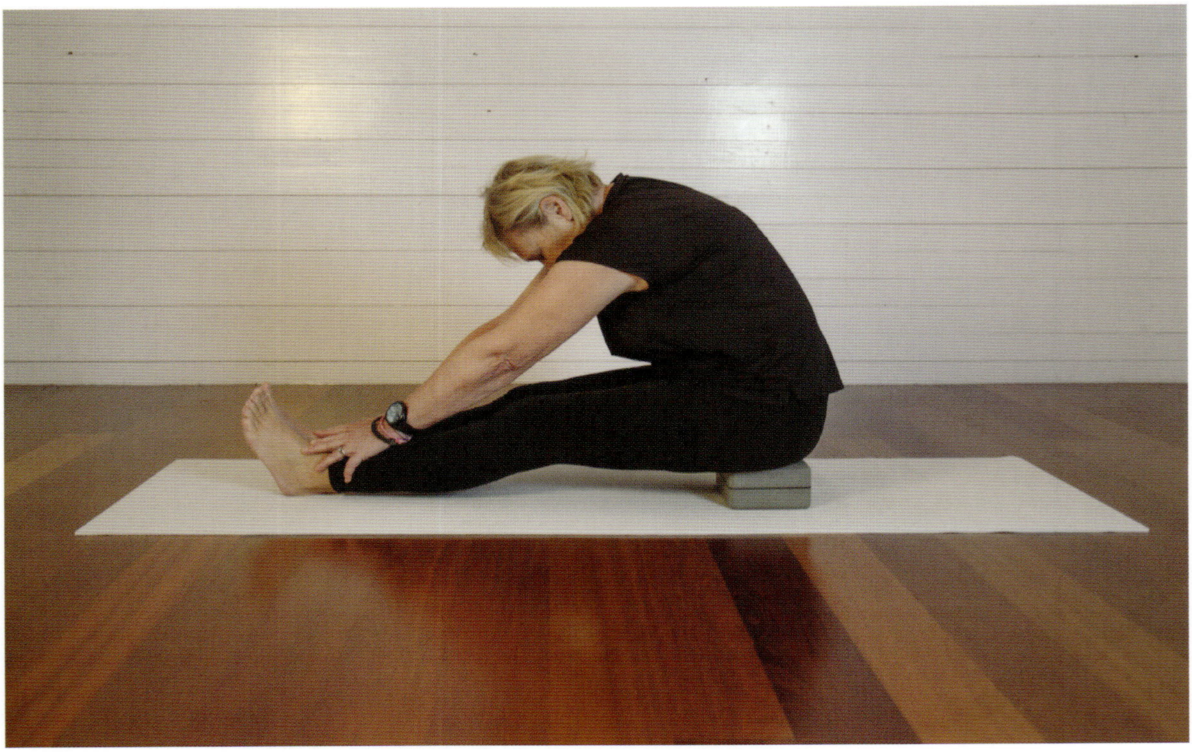

悬挂式

从站立体式开始，屈髋向前折叠，将手沿着腿的前侧向下推，直到不能继续向下。

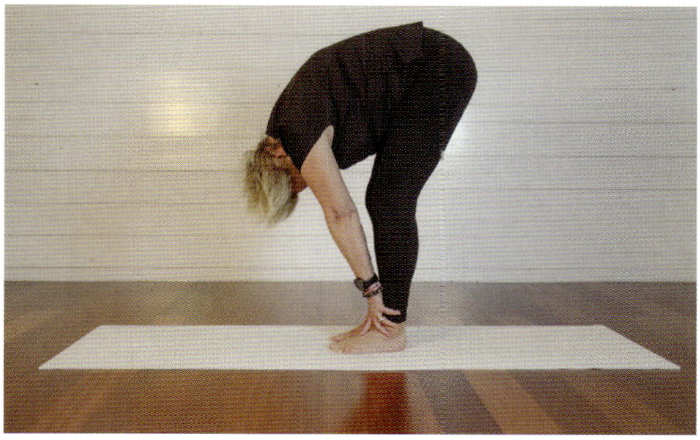

更轻松的方式

对于毛毛虫式，初学者可能难以完全伸直双腿，可以坐在垫子或瑜伽砖上，尽可能地伸直双腿。相较于向前弯腰，挺直坐姿可能更为轻松。

退出体式

用手慢慢地将自己推起至坐姿，如果是退出悬挂式，从站立体式向上推起。

反体式

毛毛虫式可上身向后靠在肘部上，保持双脚并拢，然后左右移动双脚，释放脊柱或腹部的紧张感。

技巧

让重力发挥作用，随着时间的推移，在悬挂式中，你会发现手会更接近地板。当然，练习的次数越多，身体就越灵活。

经脉

刺激膀胱经。

婴儿式

为什么它对你有益

婴儿式既是一个经典的反体式，也是一个每天都可以练习的理想体式。这个体式能够轻柔地拉伸脊柱、大腿、臀部和脚踝，有助于缓解背部和颈部疼痛，同时，它还能促进血液流向头部，有安抚和镇静的作用。

物理治疗师表示：当背部肌肉处于紧绷状态时，很容易疲劳和变弱，从而引发问题。婴儿式是放松全身结构、潜在预防此类损伤的有效方法。

如何练习

从桌子式位置开始，脚趾并拢，膝盖保持与臀部同宽。然后向后推，直到臀部与双膝在一条直线上或尽可能向后推，找到你的拉伸极限。

手臂向前伸展，头放在垫子上或毯子上。

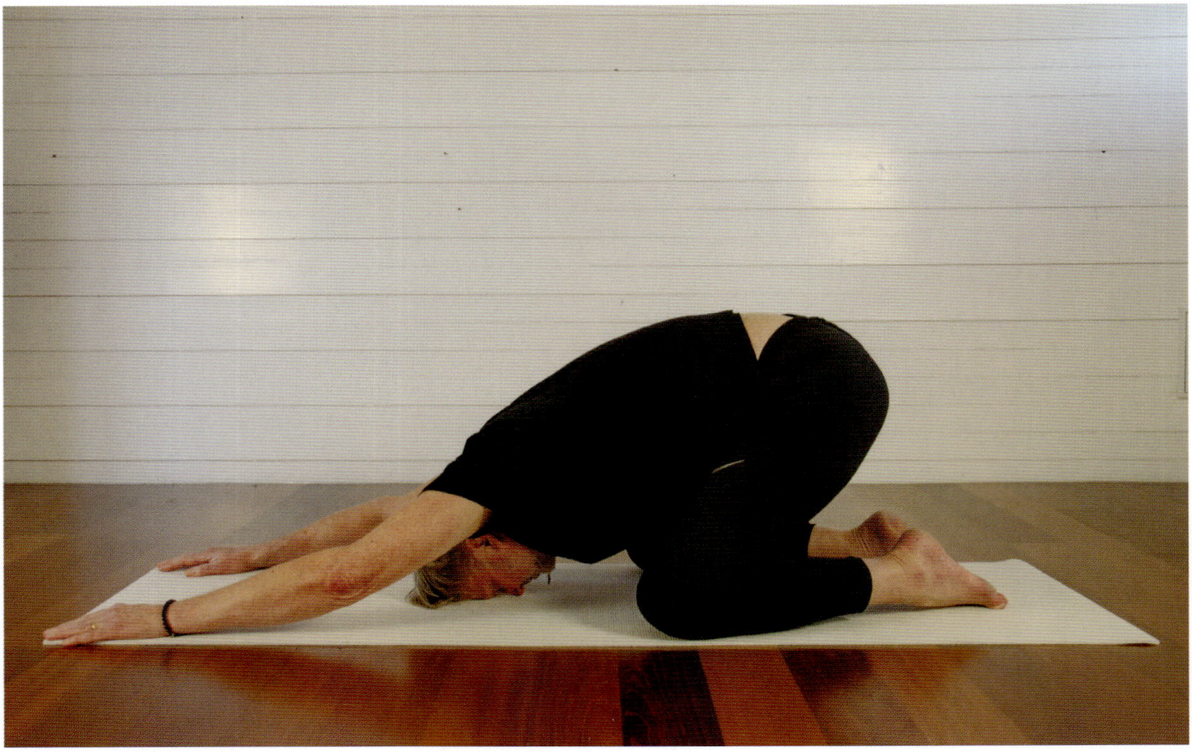

更轻松的方式

也许可以把腿分开得更多一点，如果想更加舒适，可以让手臂沿着身体放在两侧。

反体式

婴儿式经常被用作反体式。但是如果已经在这个体式中保持了几分钟，那么在桌子式位置前后轻轻晃动是一种很好的放松方式。

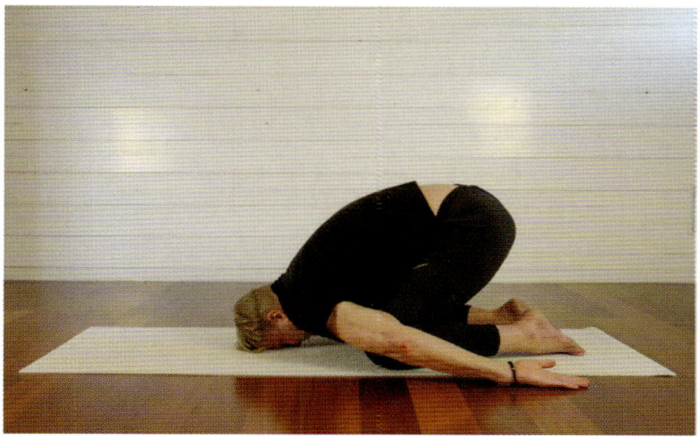

技巧

不要试图让身体去适应体式，要通过体式深入了解身体。不要在意别人的样子，只需要关注自己从体式中获得的益处。

退出体式

用臀部和手臂向上推，直到回到桌子式的姿势。

经脉

刺激肾经、膀胱经和脾经。保持双膝分开则能刺激肝经。

鹿式

为什么它对你有益

鹿式是一种温和的体式，有助于髋关节的内旋和外旋，同时也会温和地扭转上半身，调动下背部肌肉、臀大肌、膝关节、股四头肌，甚至颈部肌肉。鹿式是缓解下背部问题，如坐骨神经痛和梨状肌综合征的最佳体式。

物理治疗师表示：有一种理论认为，像鹿一样旋转髋关节能够刺激筋膜，有助于提高髋关节的灵活性。

如何练习

可以从蝴蝶式开始，或将双腿伸直放在身前。

抬起右膝，然后尝试将其平放在面前的地板上。

然后弯曲左膝并轻轻拉动，使两膝互成镜面。尝试保持坐骨坐在地板上。

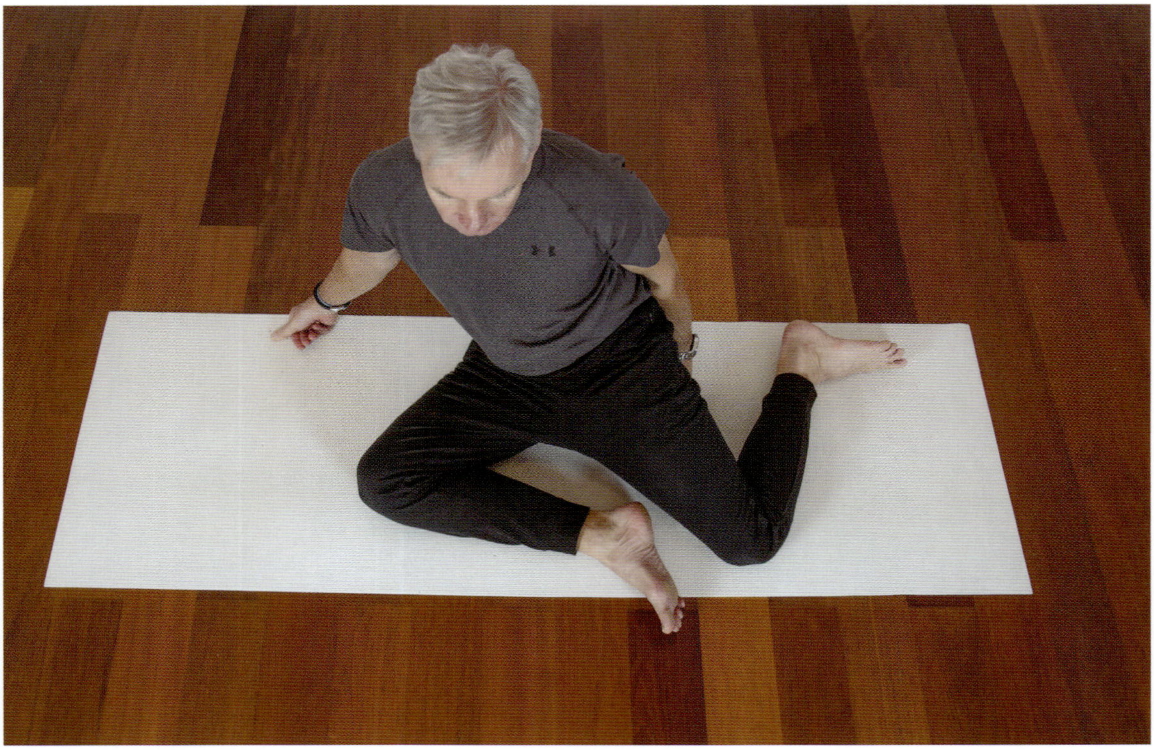

更轻松的方式

可以向前或向侧面靠在瑜伽长枕上，进行放松的背部拉伸。

反体式

一侧是另一侧的反体式，但雨刷式是在拉伸每一侧后放松髋关节和腿部的好方法。

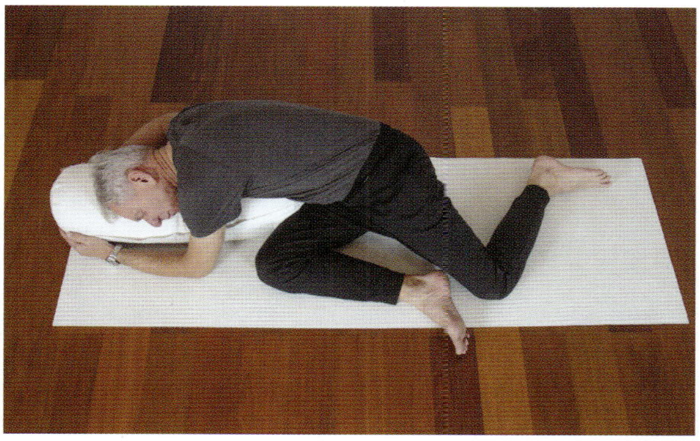

技巧

记住，做动作时不应该感到疼痛。一旦进入体式，尝试将呼吸引导至感觉最紧张的地方，这样可以在体式中保持更长时间，最大限度地获得益处。

退出体式

向前面的腿倾斜，然后将后面的脚向前摆动，直到两膝并拢，滚动到坐姿。

经脉

刺激胆经、肾经和肝经。

龙式

为什么它对你有益

龙式能够打开髋关节和腹股沟，拉伸臀大肌、后腿的髋屈肌和股四头肌。龙式甚至可通过缓解腿部和髋关节的紧张来帮助缓解坐骨神经痛。

物理治疗师表示：这个体式可以放松髋屈肌，有助于下背部的放松和预防损伤。

如何练习

在阴瑜伽中，有几种不同类型的龙式。这里建议尝试内侧龙式。

从桌子式的位置进入，右腿向前迈出，直到感觉到后面的腿（左腿）有拉伸感，然后将手放在右腿内侧。

小贴士

阴瑜伽刺激休息和消化系统（副交感神经系统），降低皮质醇水平，从而减轻压力，调节心跳，帮助放松。

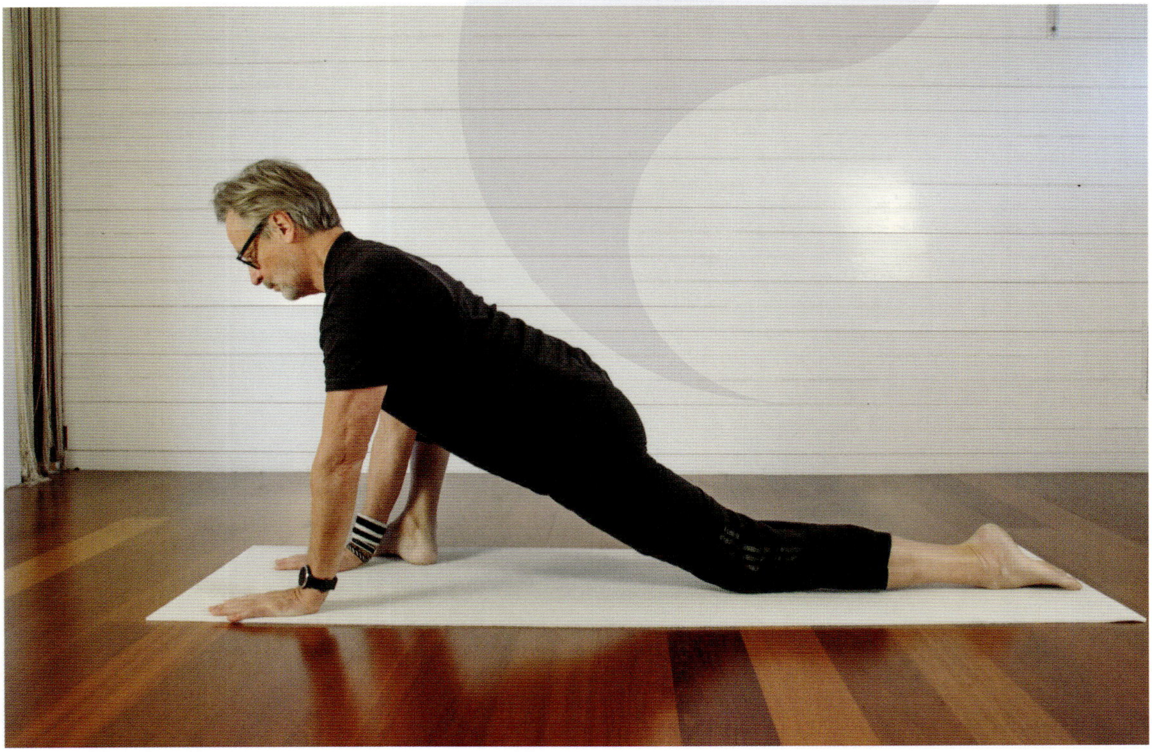

想挑战更高难度

可以降低肘部至肘部撑地或靠在右腿内侧并向外推右腿。可以在体式的最后一分钟抬起膝盖离开地板，伸直后面的腿。这称为喷火式龙式。

更轻松的方式

从桌子式开始，将右腿迈出，直到左腿有拉伸感。然后将手臂简单地放在前面腿（右腿）的膝盖上作为支撑。这称为飞龙在天式。

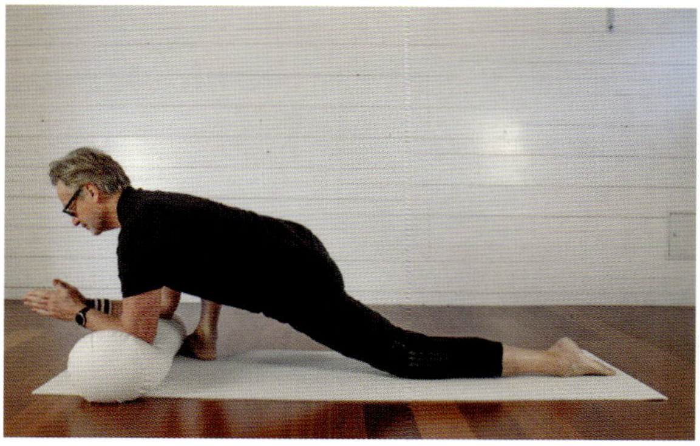

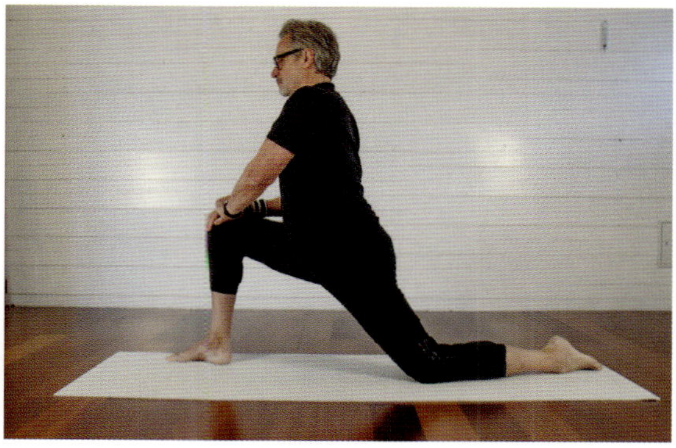

退出体式

将前面的脚向后迈一步，慢慢回到桌子式的位置。

反体式

在桌子式的位置轻轻地前后摇晃双手和膝盖，以释放身体中的紧张感。

经脉

龙式能刺激胃经、脾经、肝经、胆经、肾经和膀胱经。

蛙式

为什么它对你有益

蛙式能够很好地打开髋关节，拉伸腹股沟、大腿内侧和核心肌肉。由于这个体式是向前趴的，它甚至可以拉伸胸部和肩膀的肌肉。同时，它也能激活骨盆、臀大肌和腘绳肌，增加这些部位的灵活性和活动范围。

物理治疗师表示：内收肌（腹股沟）肌肉僵硬，可能会产生腹股沟和髋关节问题。这个体式有助于放松肌肉，尤其是放松腹股沟周围紧张的肌肉。

如何练习

从桌子式的位置开始，双手、双膝着地，然后打开髋关节，将脚向外转向两侧。

降低自己的重心到前臂撑地，向后推髋关节，直到髋关节和大腿内侧有强烈的拉伸感，找到你的极限。

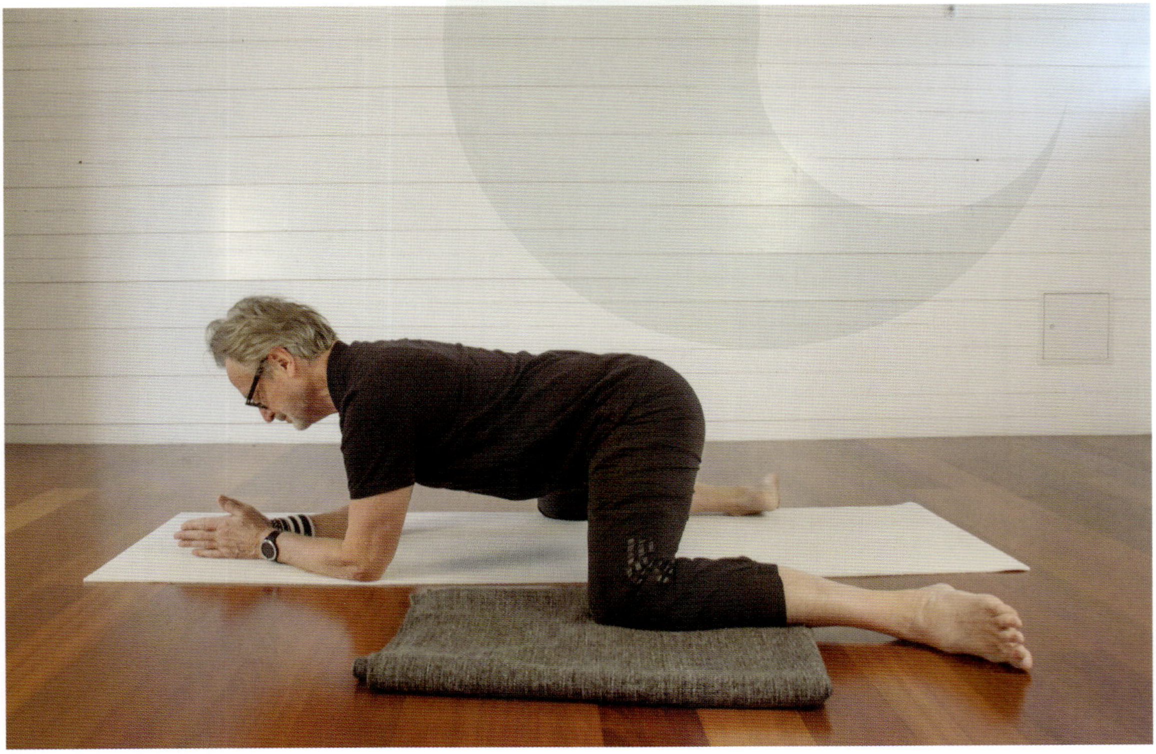

更轻松的方式

可以像做婴儿式那样，让双膝靠得更近一些，或者做支撑半蛙式。趴在瑜伽长枕上，双腿伸直，然后一次抬起一条腿。这是一个很好的恢复性拉伸动作。

反体式

可以选择婴儿式，或者仰卧并将膝盖抱至胸前。

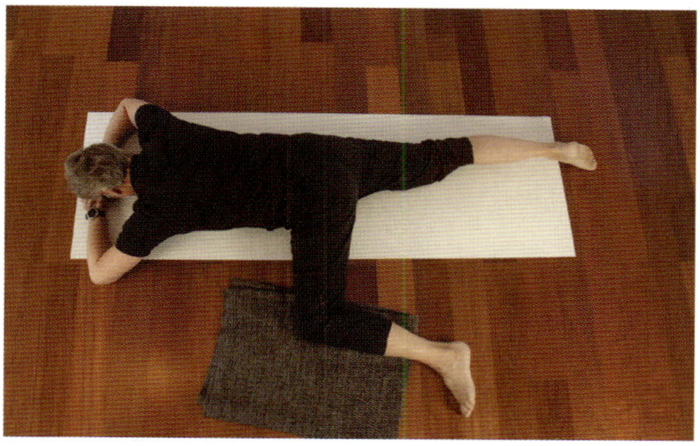

技巧

在每次练习前后向内凝视身体。识别清楚哪些部位在开始前是酸痛的？练习后这些部位的感觉如何？

退出体式

慢慢并拢膝盖，直到回到桌子式的姿势。

经脉

刺激脾经、肝经和肾经。如果伸展手臂，可以激活心经和肺经。

半蝴蝶式

为什么它对你有益

如果不练习其他体式，可以定期练习这个体式。看电视时就可以做一做，一次做一侧。半蝴蝶式能拉伸伸直腿的腘绳肌和弯曲腿的大腿内侧、腹股沟和膝盖。同时也能拉伸弯曲腿的髋屈肌，从而缓解髋关节和膝盖的疼痛和紧张。向前折叠时能拉伸脊柱。

如何练习

坐在瑜伽砖或坐垫上，弯曲一条腿，将脚拉向另一条腿的内侧。如果想拉伸内收肌（腹股沟），将脚尽量靠近大腿根部。如果想拉伸腘绳肌，将脚靠近膝盖。

然后屈髋向前折叠，上身贴近伸直的腿，可以向前或向侧面，注意将躯干转向中心。

技巧

如果有手表，可以测量脉搏，在开始和结束阴瑜伽练习时检查脉搏，你会惊讶于练习前后脉搏的差异。

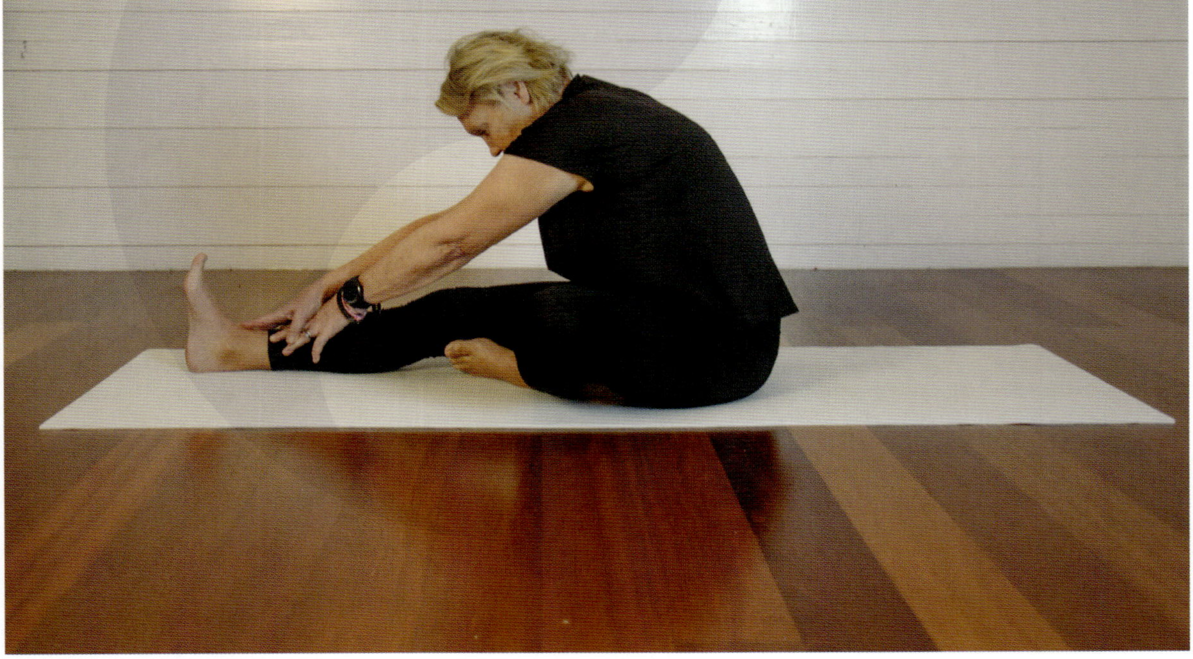

更轻松的方式

如果膝盖不适，或者腘绳肌紧绷，可以在臀下放一块瑜伽砖，或者躺下依靠墙壁完成这个体式（靠墙蝴蝶式，第 122 页）。

退出体式

伸直弯曲的腿，然后慢慢推动身体向上坐起。

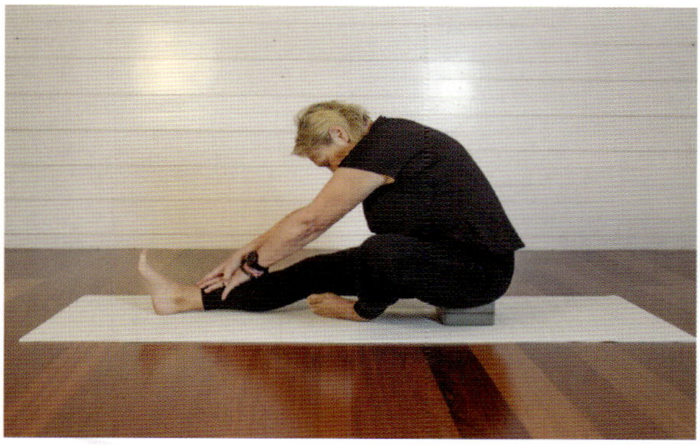

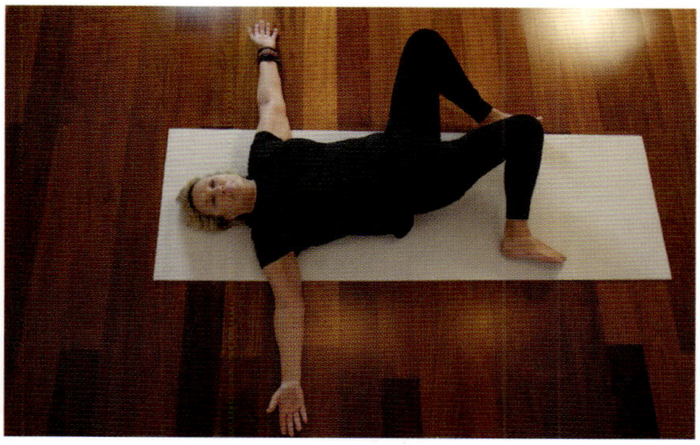

反体式

雨刷式或抱膝放松式。

经脉

伸展髋部和腿部内侧，可以刺激肾经、肝经、胆经和膀胱经。

快乐婴儿式

为什么它对你有益

快乐婴儿式能够有效拉伸腘绳肌、臀部、腹股沟、腹部、小腿、肱三头肌和胸部。通过拉伸周围肌肉、肌腱和韧带，它能够重新调整你的脊柱，有助于缓解背部疼痛。

物理治疗师表示：快乐婴儿式是刺激臀大肌（人体最大的肌肉群）的绝佳体式，同时也有助于放松背部。

如何练习

仰卧，双手抱住膝盖，如同拥抱它们一般，将膝盖拉向胸前。如果可以，抓住脚掌。

保持头部和肩部贴地，然后将膝盖拉向地面。

小贴士

练习该体式时，闭上眼睛，把精力集中在你想要作用的身体部位上。这确实是一个心灵超越身体的过程。而你是最重要的!

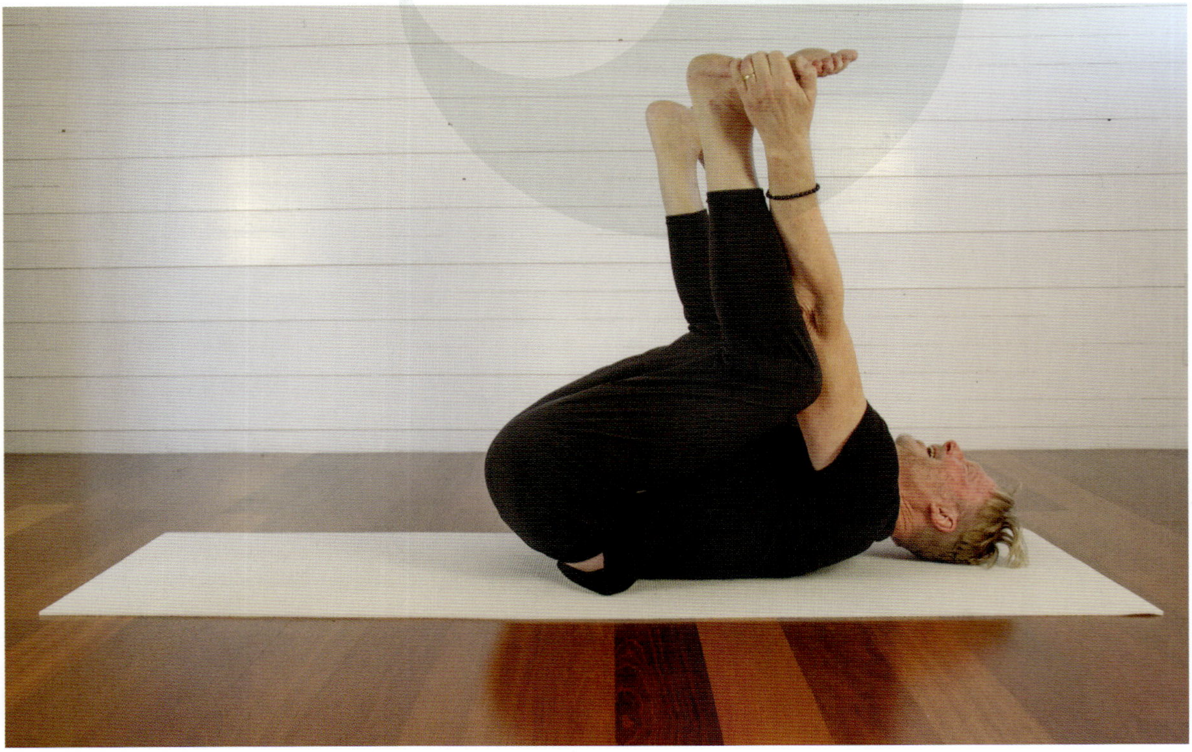

更轻松的方式

抓住脚踝、小腿或膝盖，或者在脚底使用一条带子。

退出体式

松开脚、小腿、膝盖，然后缓慢地将双腿放回地面，过入挺尸式。

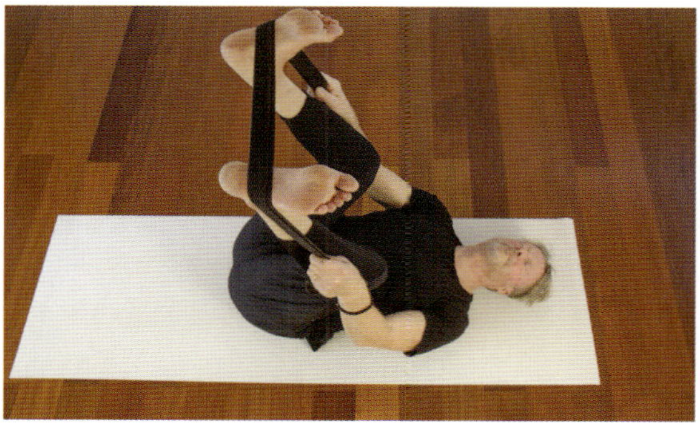

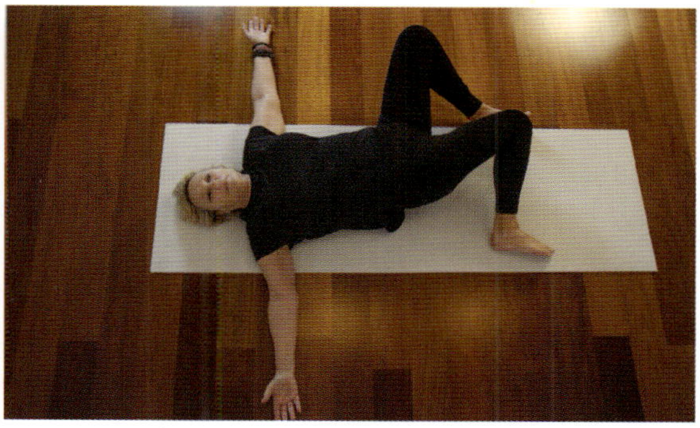

反体式

雨刷式或双腿左右摆动。

经脉

刺激肾经、肝经和膀胱经。

融心式

为什么它对你有益

融心式是一个打开和放松上背部（背阔肌）、肩膀和颈部的绝佳方式。它能伸展脊柱的中段，有助于改善体态。同时，它还能刺激腹部肌肉。

物理治疗师表示：这个体式具有双重效果，既能打开胸腔，又能拉伸上背部的背阔肌。对于久坐办公的人来说，是一个极好的缓解方式。

如何练习

从桌子式开始。保持膝盖比髋部略宽，然后前臂贴地。

保持髋部与膝盖在一条直线上，依次向前伸直手臂，尽可能远地伸展出去。

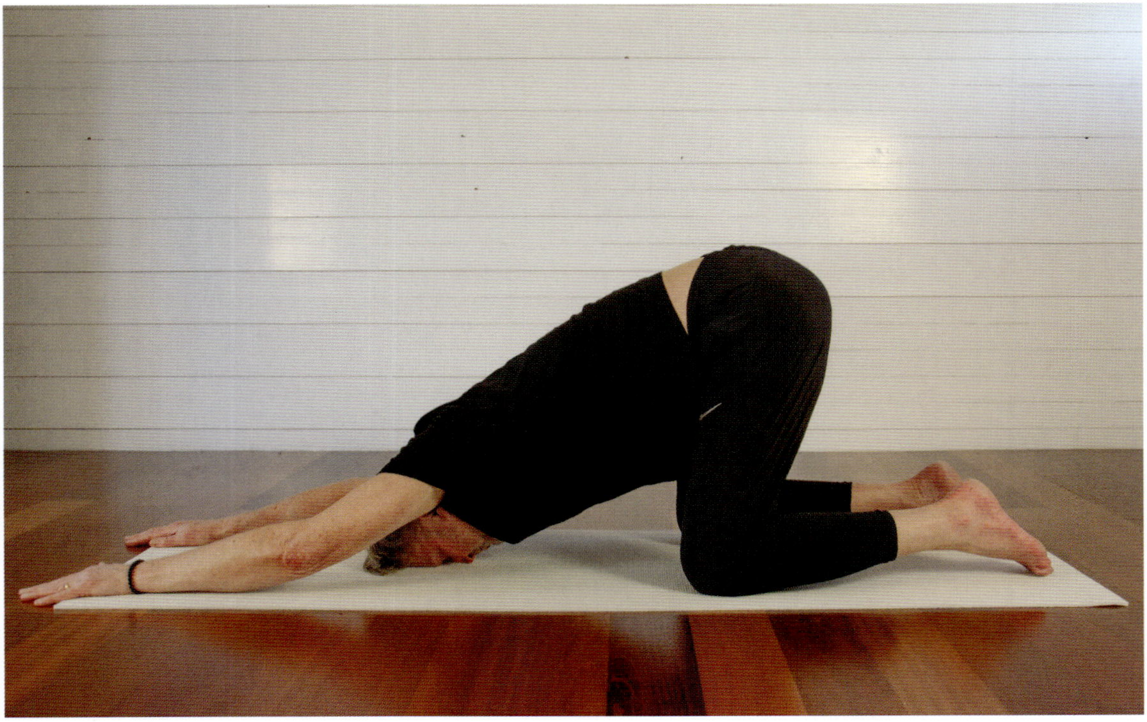

更轻松的方式

如果你有刺痛感，或者难以完全伸展肩部，可以稍微退出这个体式，或者一次只伸展一只手臂。

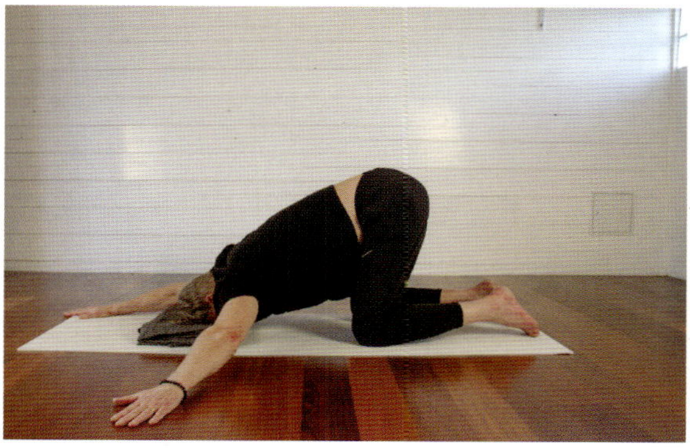

退出体式

慢慢地向后推，直到回到桌子式。

反体式

鱼摆尾式是一个极佳的反体式，它着重拉伸了伸展手臂一侧的肩胛骨，有助于释放紧张感。这个体式不仅可以减轻腰痛，还能促进消化。

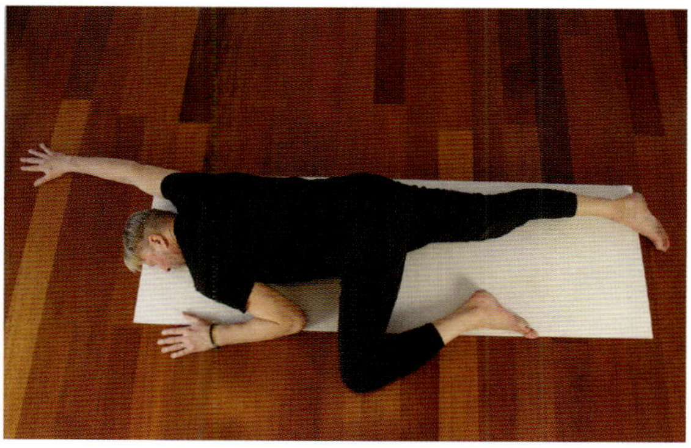

进入鱼摆尾式，要将弯曲的肩膀轻轻放在垫子上，并保持另一侧手臂伸直。记得以缓慢和谐的方式呼吸。

小贴士

随着年龄的增长，我们的身体会逐渐变得不那么对称。因此，需要在感觉僵硬的部位多花些时间练习，以恢复身体的对称性。例如，如果右肩比左肩更僵硬，那么就应该在这个体式上多花些时间专注于右肩的伸展。

经脉

刺激膀胱经、胃经、脾经、心经和肺经。

展翅式

为什么它对你有益

展翅式是笔者非常喜欢的一个体式，它能够打开胸肌和肱二头肌组织，并深入作用于肩部更深层的组织。它能释放紧张感，甚至能缓解髋部和大腿内侧的紧绷。这个体式对上臂施加温和的压力，有助于加强肱二头肌和肱三头肌。由于笔者握高尔夫球杆时过于用力而患有网球肘，练习此体式后笔者发现它对网球肘特别有益。

物理治疗师表示：胸肌上部过于紧张，可能会导致肩部问题。这个体式是极好的，可以消除这种紧张带来的不良影响的体式。

如何练习

俯卧于垫子上，双臂向两侧伸展成90° 角。

为了拉伸右侧身体，向左转头，然后抬起左臂靠近左肩；同时，提起左膝。

利用左手掌的力量抬起胸部，并调节对右肩的压力。

小贴士

培养正念：活在当下，悦纳自我，专注呼吸。

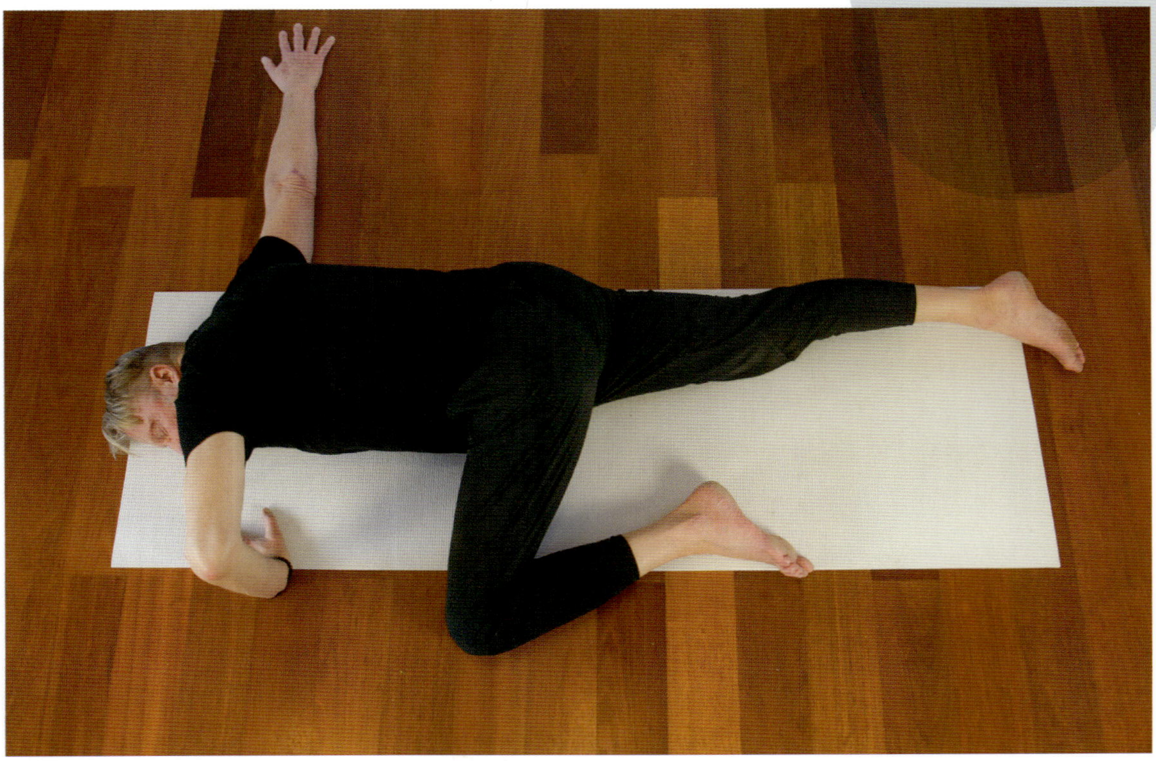

想挑战更高难度

将左腿跨过身体，置于右侧地面，还想加深难度？将左臂越过背部，使其与右臂平行。

反体式

穿针引线式：从桌子式开始，将右臂穿过左臂。

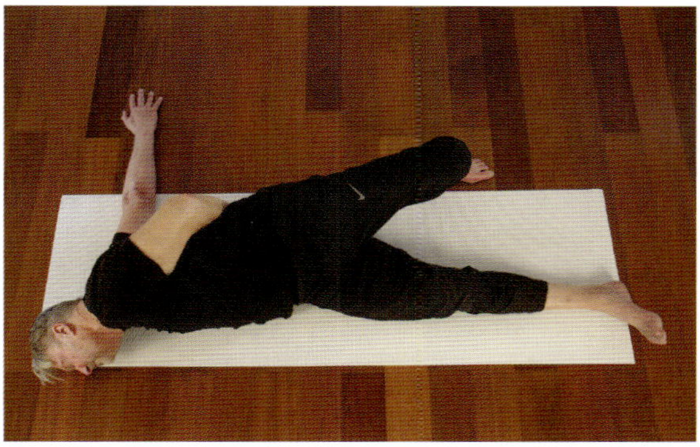

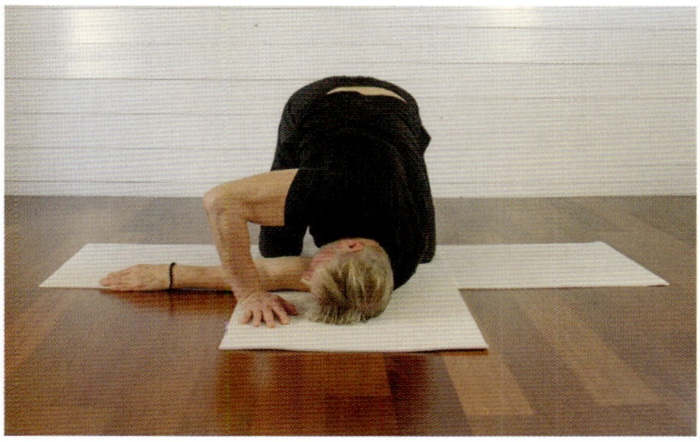

更轻松的方式

手掌不要过于用力下压，你可以轻松地调节压力，并随着肩部逐渐深入而逐渐增加压力。

退出体式

放松施加压力的手臂，然后将腿向后滑动，使双腿平行，双臂展开。

经脉

刺激胃经和脾经。

马鞍式 / 半鞍式

为什么它对你有益

笔者的柔韧性不是特别好，笔者发现这个体式虽然很难，但效果非常好。它对骶骨、髋屈肌和股四头肌都有很好的拉伸效果，同时也能给脚踝和小腿施加压力，它有助于恢复体态的灵活性。

如何练习

脚跟分开比膝盖宽，向后倾斜，然后用手支撑身体向后躺。如果能更进一步，可以用手肘支撑。如果还能再进一步，将背部和头贴在地面上。

小贴士

如果觉得某个体式很不舒服，请不要练习这个体式。总有其他方法可以拉伸和锻炼你身体的各个部位。

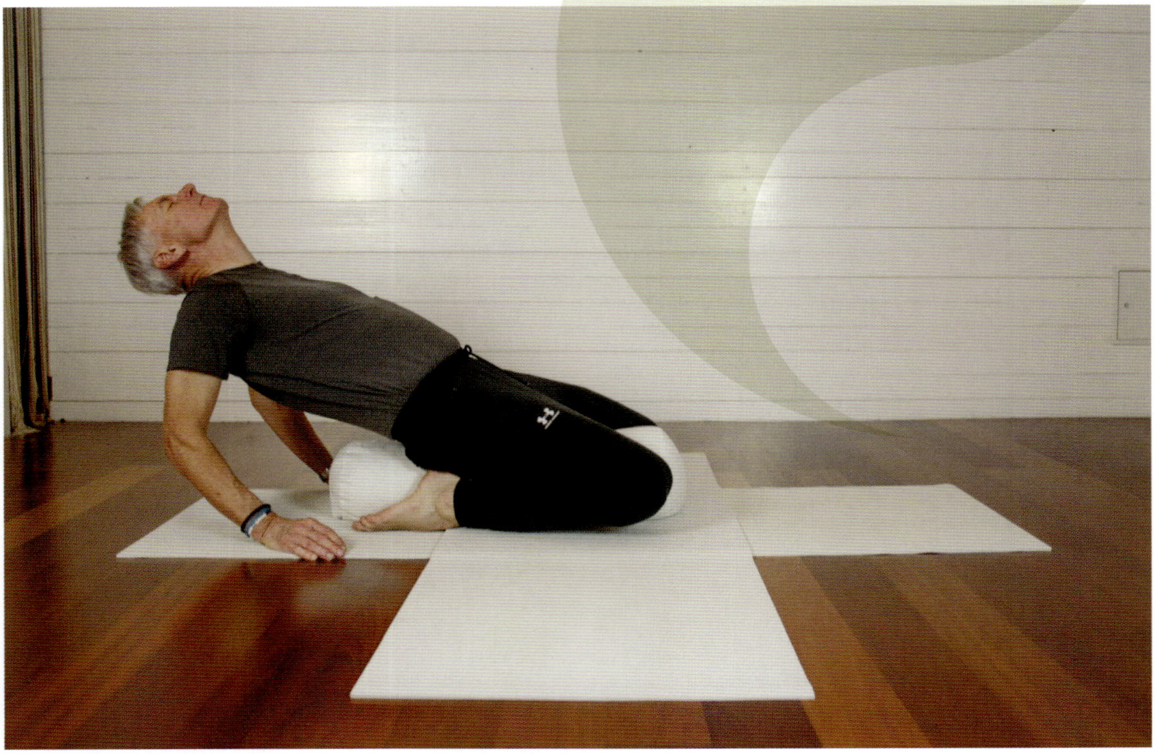

更轻松的方式

坐在瑜伽砖或瑜伽长枕上，一次只做一条腿的半骑马式。如果还是觉得太难，可以趴在垫子上，抓住脚踝或者膝盖下方的小腿，尽可能地向上身方向拉伸。

反体式

婴儿式或平板支撑式。

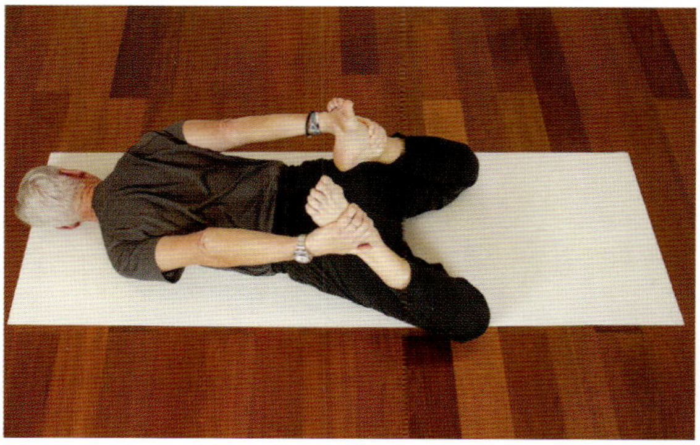

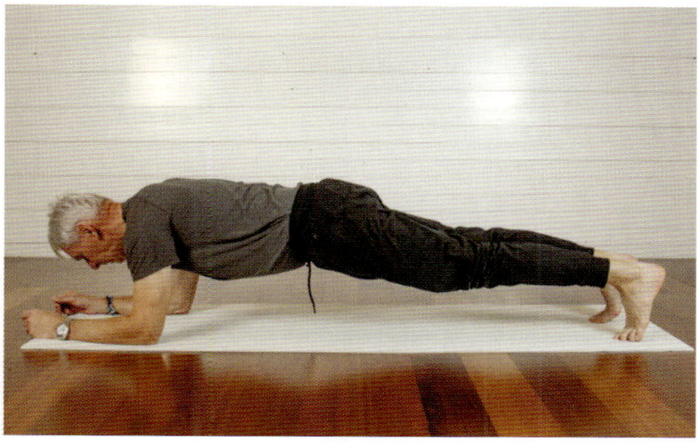

退出体式

按照进入体式的路径，将自己推回原位，或者转向一侧退出体式。

经脉

刺激胃经、脾经、膀胱经和肾经。

挺尸式

为什么它对你有益

是时候让全身放松休息了。挺尸式有助于你远离压力重重的生活，唤醒副交感神经的休息与消化反应。它减缓了我们心血管系统的工作，（通过正确的呼吸）将氧气输送到血液中，并使我们更加意识到自己的身体。简而言之，它可减轻焦虑感、降低血压，并可促进放松与疗愈。

如何练习

平躺在瑜伽垫上，可以在头下放一条毯子或用瑜伽长枕作为支撑。双腿分开，自然平放。

手掌朝上，朝向天花板或天空，让身体完全放松。闭上眼睛，缓慢而深长地呼吸。

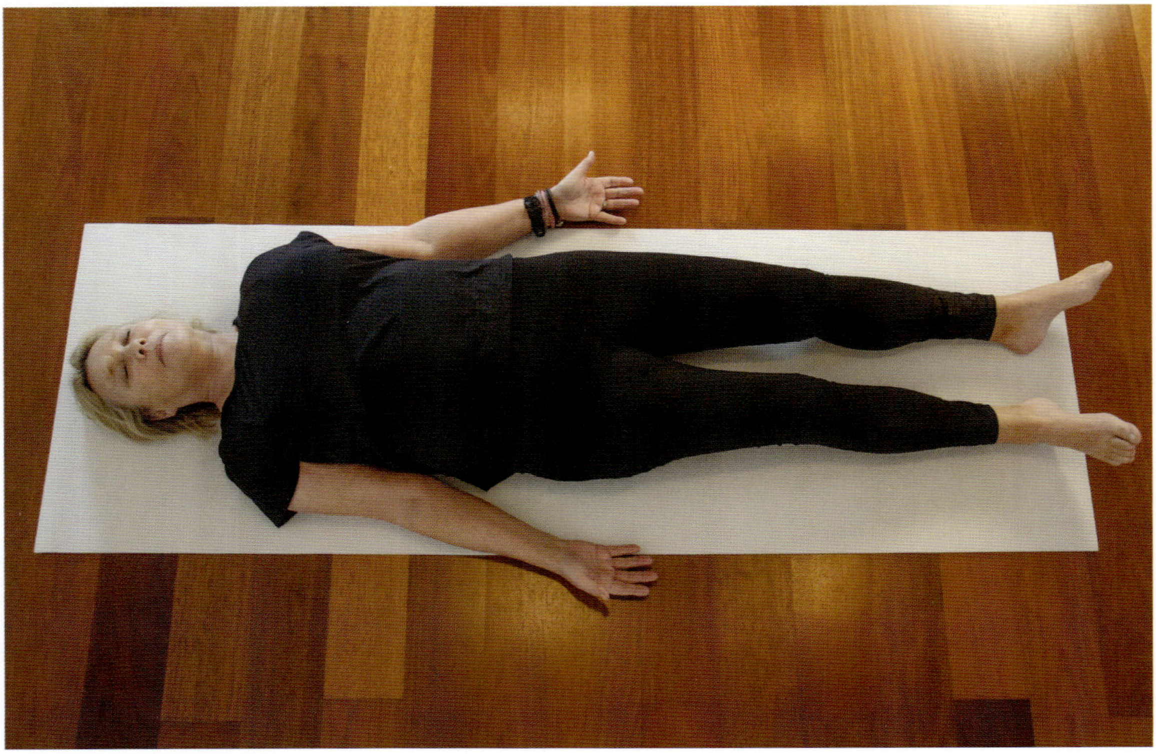

更轻松的方式

为了更加舒适，或许可以在膝盖下方垫一个瑜伽长枕，或者躺在瑜伽长枕上以拉伸肩膀。除此之外并没有更简单的方法了。

反体式

在挺尸式之后，可以做任何你喜欢的体式。笔者习惯用它来开始和结束每一次阴瑜伽的练习。

小贴士

将挺尸式养成习惯，用以平静和放松身体。为了真正受益，保持这个体式的时间为阴瑜伽练习总时长的 10%~12%。

鞋带式

为什么它对你有益

鞋带式通过拉伸髂胫束和臀部肌肉，同时针对腘绳肌、大腿内侧和腹股沟进行锻炼。弯曲膝关节有助于保持韧带的强健，从而帮助预防肌骨损伤和关节炎。

物理治疗师表示：对于有些人来说，某些体式可能比其他体式更难完成。这仅仅是因为每个人的骨骼结构不同。也许你无法像其他人那样大幅度地旋转。

如何练习

建议坐在毯子、瑜伽砖或瑜伽长枕上。

从蝴蝶式开始，让右膝自然落向地面，也可以将其拉近左髋部。

然后将左腿交叉放在右腿上，如果可以，让双膝上下重叠。尽量让坐骨都接触到垫子、毯子或瑜伽砖。

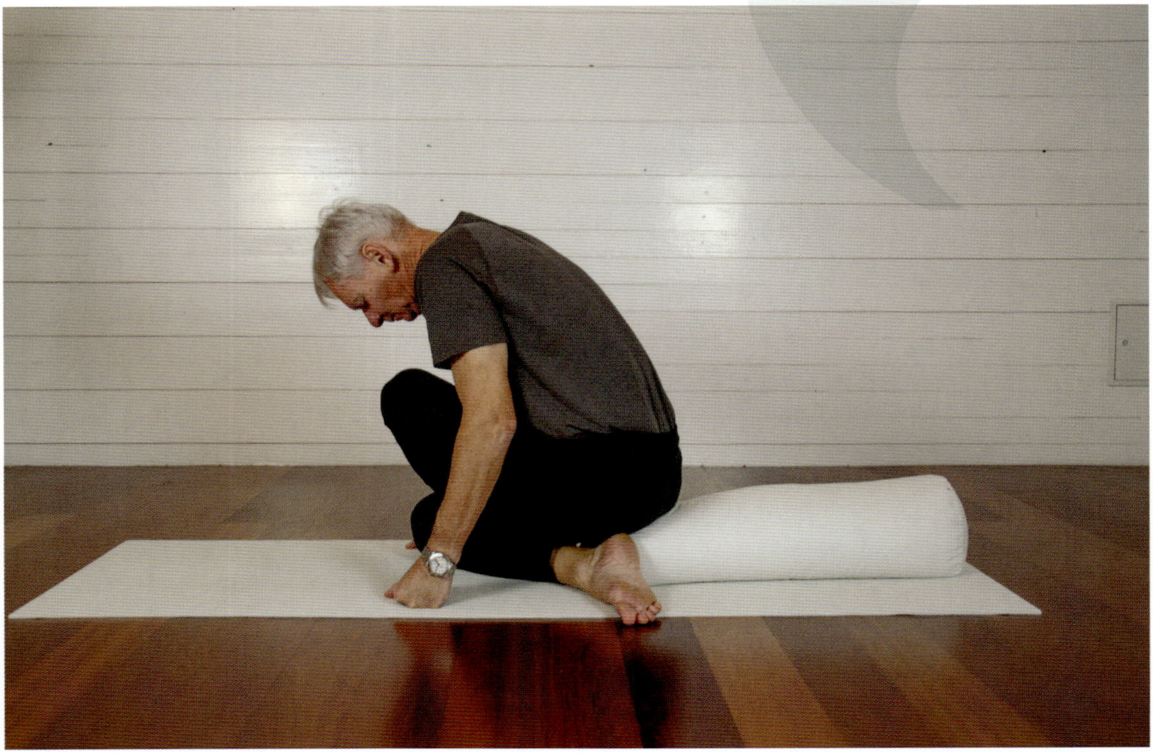

更轻松的方式

如果你坐在下方的腿上感到不适，可以尝试将下方的腿伸直，将上方的腿弯曲并叠放在上面。你也可以抓住弯曲的腿来找到你的伸展极限。

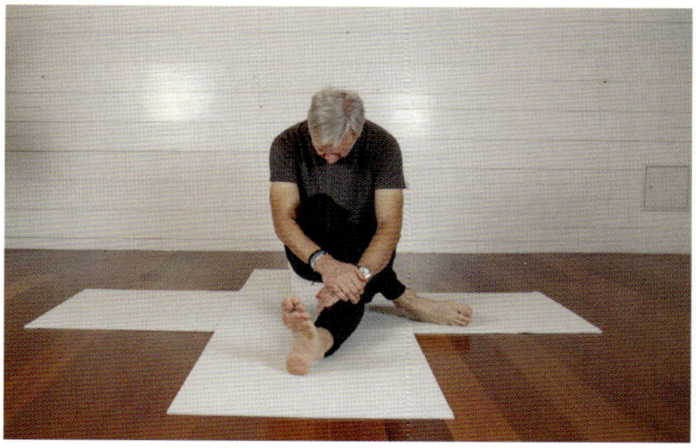

退出体式

如果你正抓着上方的腿，请松开它，让双腿自然伸直并向前伸展。

反体式

使用雨刷式来恢复腿部活动。

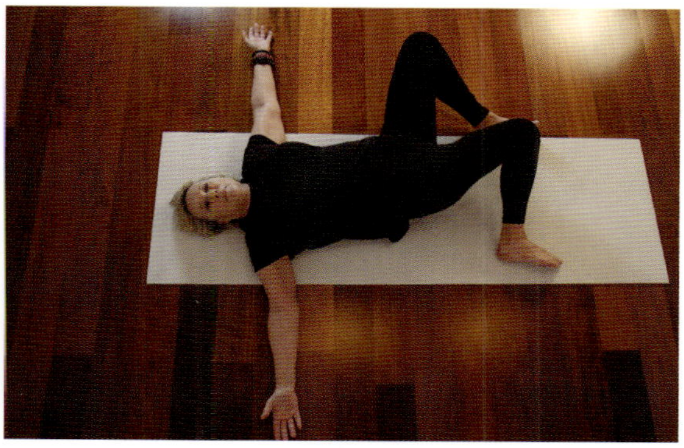

小贴士

雨刷式对于增强髋部灵活性非常有效。

经脉

刺激肝经、肾经和胆经。如果向前弯腰，还会刺激膀胱经。

蜗牛式

为什么它对你有益

蜗牛式拉伸你的脊柱，在每个椎骨之间创造空间，使你变得更加灵活。

它能缓解因不良姿势或长时间伏案工作、追剧而引起的腰痛。此外，它还能放松肩膀、肱二头肌和肱三头肌。

物理治疗师表示：紧绷的腘绳肌会将骨盆向后拉，这可能导致腰部疼痛。蜗牛式有助于预防这种情况。

如何练习

躺在瑜伽垫上，双腿并拢，双臂放在身体两侧，手掌朝下。

运用核心力量抬起臀部，并将双腿向上摆动，让脚趾朝向地面。

小贴士

长时间保持体式，能温和地拉长筋膜，并轻微地拉伸关节和结缔组织，从而增加它们的活动范围。

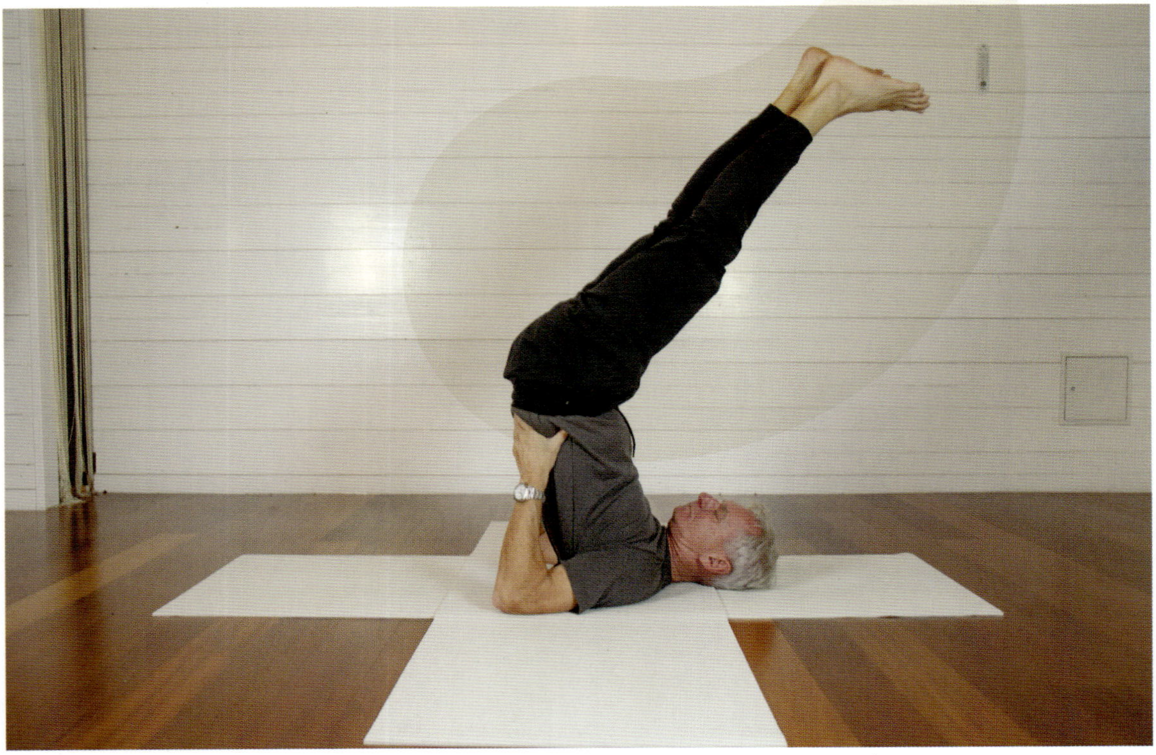

更轻松的方式

如果腘绳肌紧绷，可以借助墙壁来练习。躺下时，头部距离墙壁 30~60 厘米。

然后运用你的核心力量抬起臀部，双腿向上抬并越过头顶，放在身后的墙壁上。

如果这样还是太难，可以简单地向前折叠成毛毛虫式。

反体式

可以仰卧做雨刷式，或者翻转到俯卧位，短暂地保持人面狮身式。

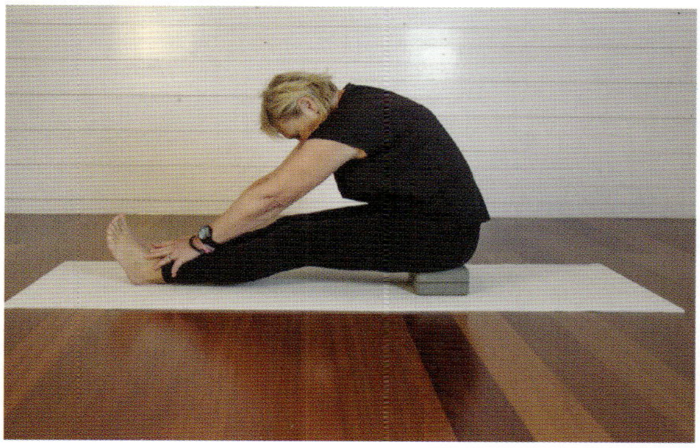

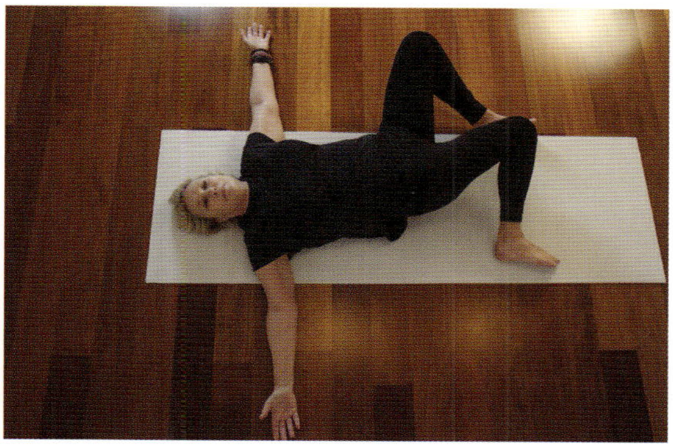

退出体式

慢慢向下滑动，直到再次平躺在瑜伽垫上。

经脉

刺激膀胱经。

人面狮身式/海豹式

为什么它对你有益

这些体式在拉伸腹部肌肉和身体前侧的同时，有助于恢复脊柱的自然曲度。还可通过它们轻度拉伸髋部、骨盆和胸廓，改善神经系统。

物理治疗师表示：坐得太久可能导致椎间盘突出。这项练习有助于改善椎间盘突出状况，以及缓解腰痛。

如何练习

人面狮身式：

从俯卧位开始，用手臂支撑起身体，使手肘位于肩膀下方。

可以根据舒适情况，选择双手放在地板上，或者双手掌心相对合十。

小贴士

无论是阴瑜伽还是任何其他形式的瑜伽，重要的是功能而非形式。体式是否规范并不是关键，重要的是体式对身体的良好作用。

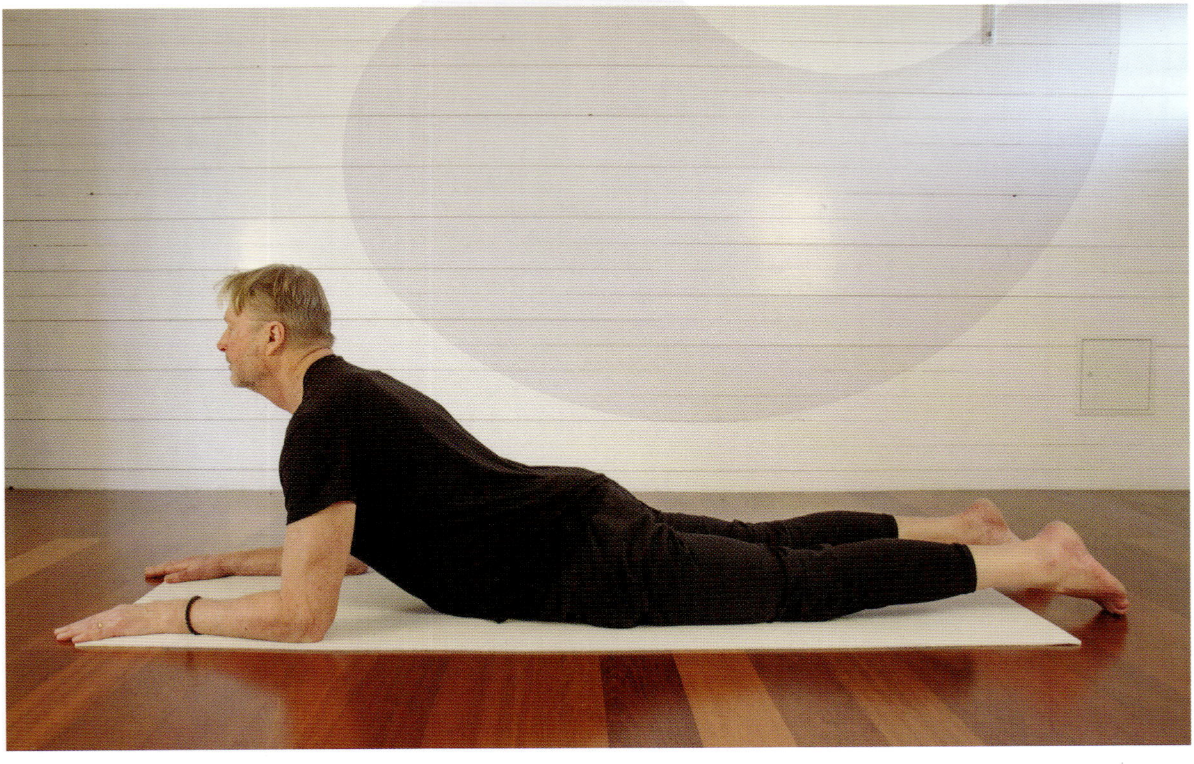

想挑战更高难度

海豹式：

从手掌推起，将双臂向外延伸，进入海豹式。

反体式

放松地进入鱼摆尾式或婴儿式。

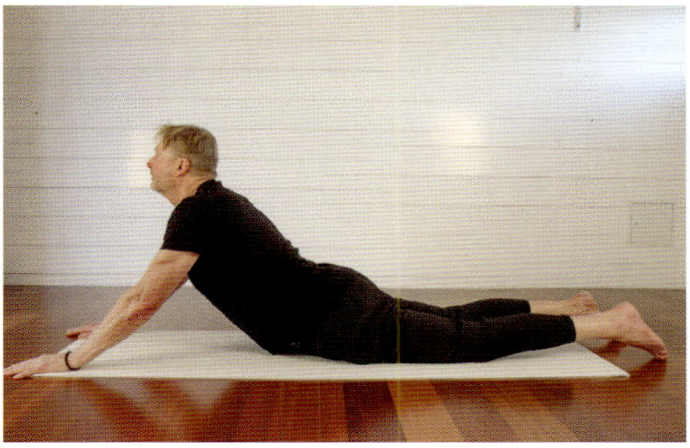

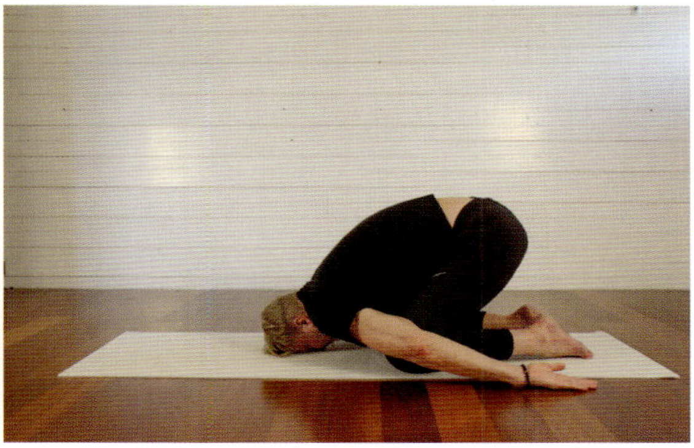

更轻松的方式

可以将头靠在手臂上，也可借助瑜伽砖作为支撑。

退出体式

缓慢下降身体回到地面，让头放松地偏向左侧或右侧。

经脉

刺激肾经、膀胱经、胃经和脾经。

深蹲式

为什么它对你有益

深蹲类似一种自然的下蹲姿势。它能够拉伸腹股沟、髋部、大腿内侧，并增强脚踝、膝盖和腿部的力量。深蹲还能提高身体的柔韧性，缓解僵硬和紧绷感。

物理治疗师表示：尝试借助辅助物进行深蹲，如扶住桌子。这样可以帮助你找到需要集中精力的身体部位。

如何练习

开始时，双脚与肩同宽，然后下蹲。可以用手臂轻轻地将两腿稍微分开一些。

小贴士

请记住，如果感到疼痛，请稍微退出体式，或者完全退出并享受几分钟的挺尸式放松。

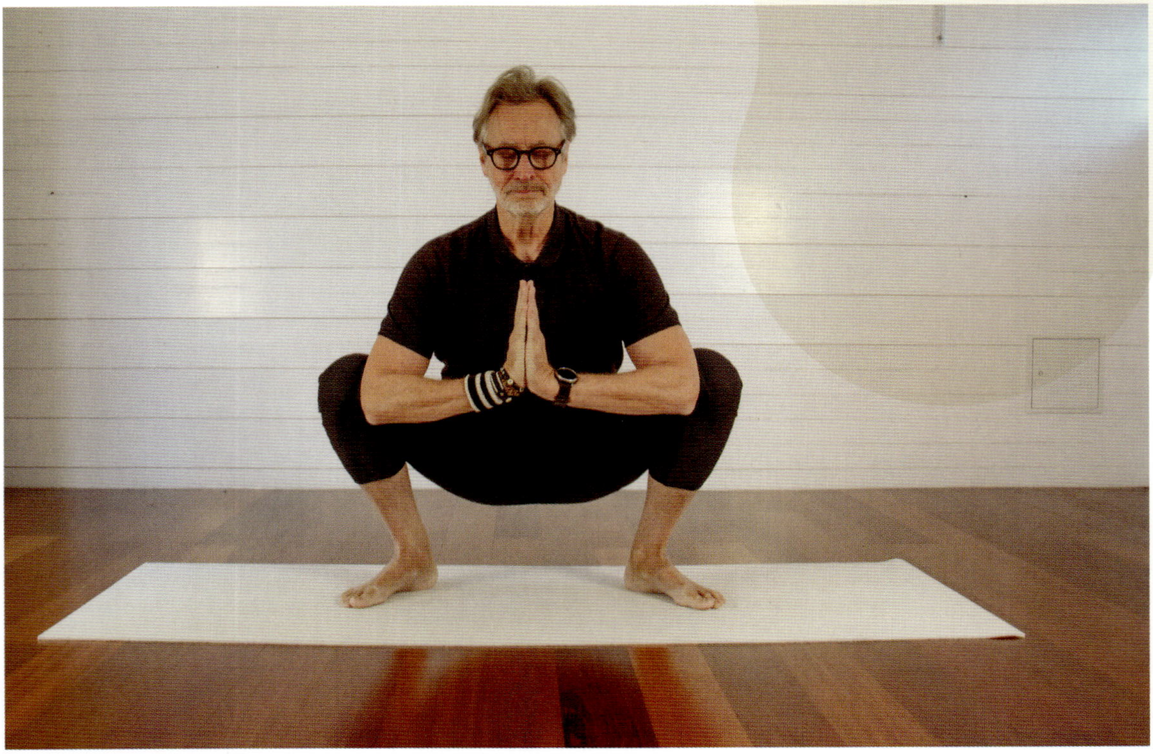

更轻松的方式

如果下蹲困难，特别是无法下蹲到低于90° 时，可以抓住门框或类似的固定物体作为辅助。如果脚跟无法着地，也可以在脚跟下方垫一条折叠的毛巾。

反体式

尝试短暂地练习悬挂式或毛毛虫式。

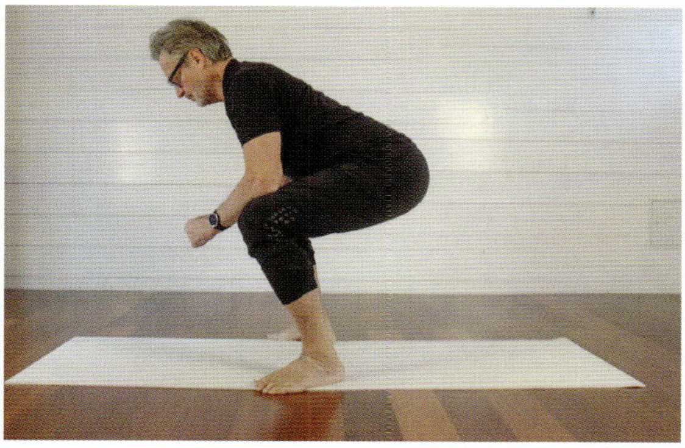

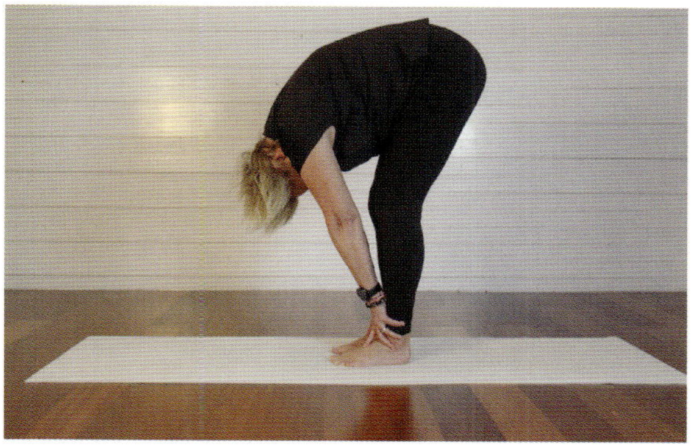

退出体式

如果你旁边有门或椅子，可以利用它们帮助自己起身，或者直接站起来。

经脉

刺激肝经、肾经、膀胱经。如果能感受到脚踝的拉伸，这一体式可刺激胃经、脾经和胆经。

开胯式（蜻蜓式）

为什么它对你有益

开胯式（蜻蜓式）能增强髋部灵活性，并拉伸大腿内侧、腘绳肌、脊柱及腹部肌肉。向外伸展手臂能拉伸肩部。此体式还能拉长脊柱，使身体更加柔韧，减少受伤的风险。

如何练习

坐直，双腿向前伸直。然后尽量将双腿向两侧分开至最大限度。

确保髋部向前倾斜，使脊柱自然弯曲，以避免压力过大。让腘绳肌缓缓贴向瑜伽垫。

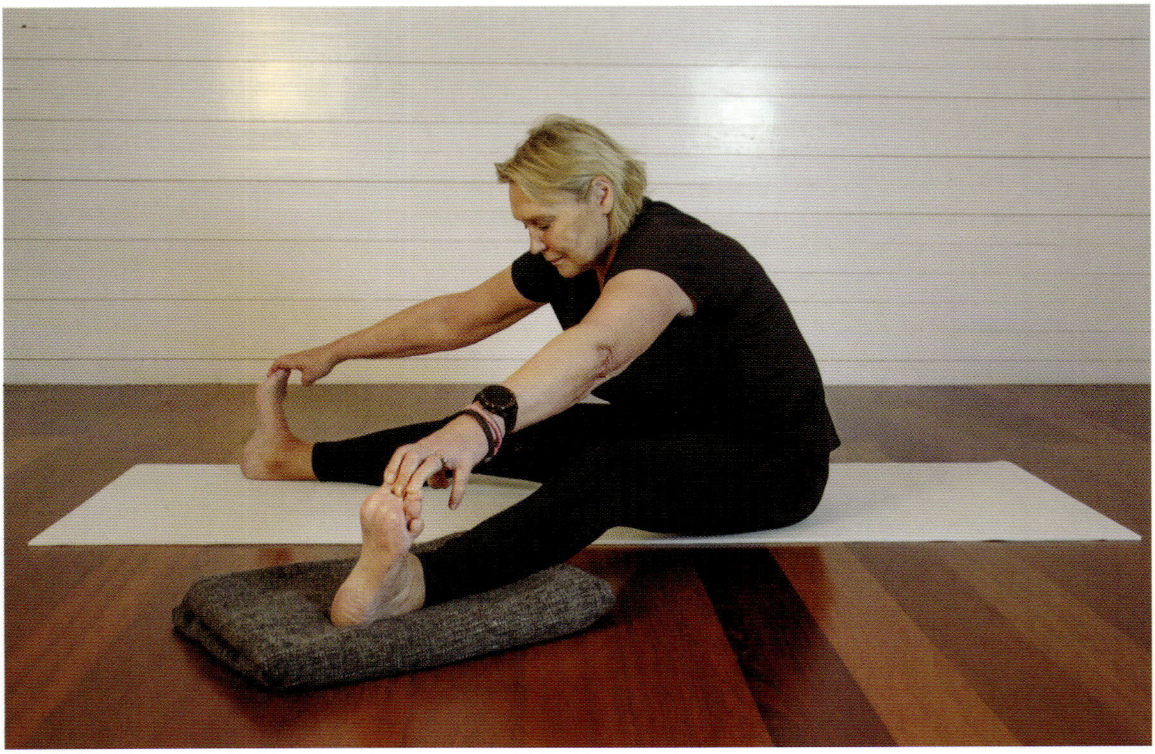

更轻松的方式

坐在垫子或瑜伽长枕上，使身体稍微抬高。如果一开始就觉得不太舒服，不要勉强自己前倾。

反体式

双脚并拢，然后左右轻轻摆动双脚，释放剩余的紧张感。

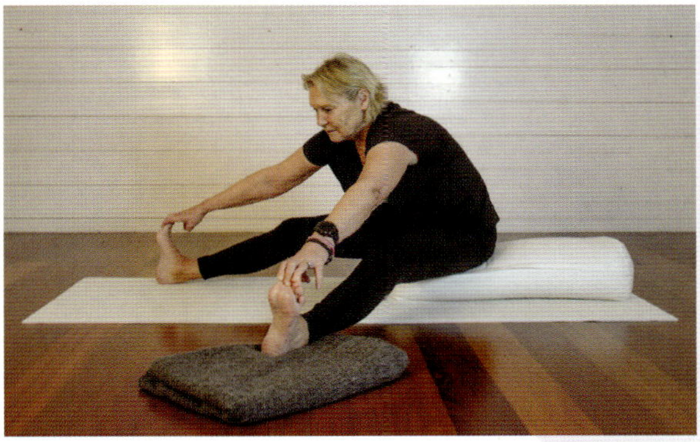

小贴士

让重力发挥作用，而不是依靠肌肉力量。

退出体式

重新并拢双腿，然后用手掌的力量帮助自己回到舒适的坐姿。

经脉

开胯式（蜻蜓式）能刺激膀胱经、肝经和脾经。

仰卧脊柱扭转式

为什么它对你有益

这个体式能拉伸背部和臀部肌肉，按摩背部和臀部。它有助于拉长、放松和重新排列脊柱，同时锻炼腹部肌肉。

根据中医理论，此体式能促进新鲜血液流向消化器官，从而有益于消化系统。

物理治疗师表示：许多人的背部和臀部肌肉都很紧绷。这个体式能同时拉伸这两个部位的肌肉，尤其适合男性练习。

如何练习

仰卧，双臂伸直放在身体两侧；然后将双腿抬起至胸部，再缓缓放向右侧。

或者，保持右腿伸直，将左脚踝勾在右膝上，用手将左膝拉向身体右侧，头转向左侧（如果腿放向了右侧）。

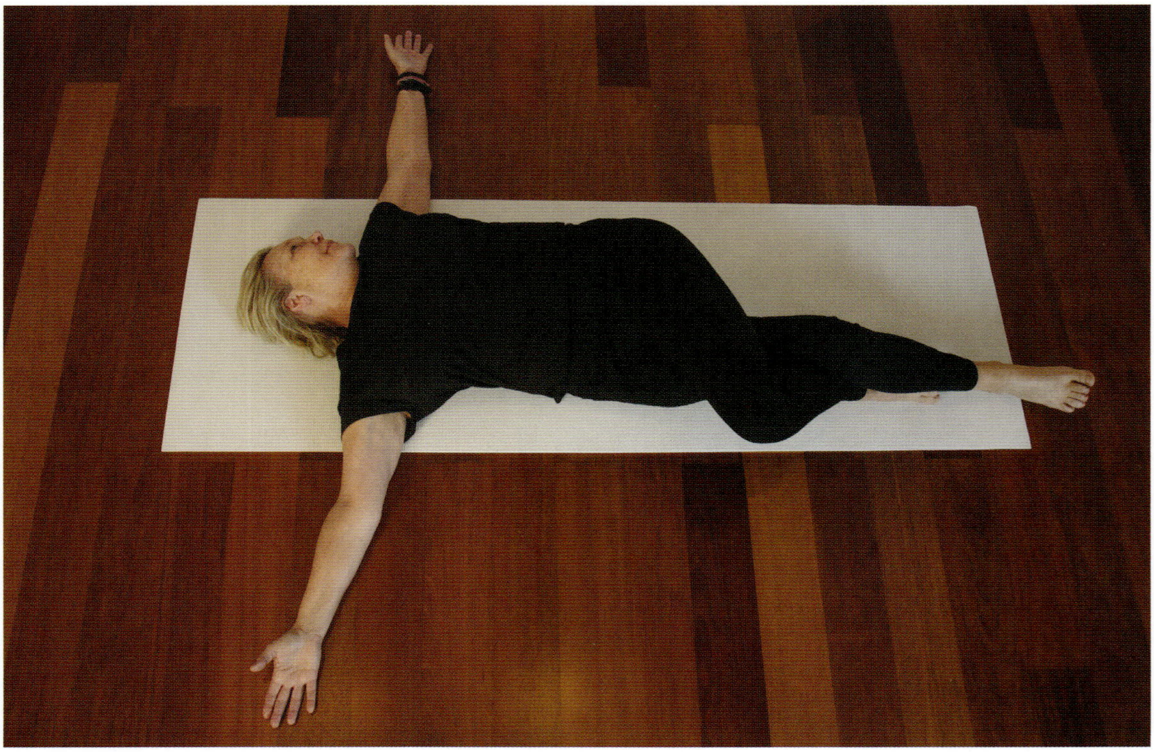

更轻松的方式

将双腿放在瑜伽砖或瑜伽长枕上休息。

退出体式

先将双膝移回中间位置，然后再缓缓移向另一侧。

小贴士

一旦到达了自己的极限，可以轻轻向下按压膝盖加深拉伸。

反体式

接着按照同样的方法做另一侧即可。

经脉

刺激膀胱经和胆经。

天鹅式 / 睡天鹅式

为什么它对你有益

这个体式是打开髋部、腿部、腹股沟、背部、膝盖和脚踝的绝佳选择。它还能拉伸髂胫束，有助于预防膝盖问题。

物理治疗师表示：在稳定进入体式之前，先轻轻移动身体，找到最紧绷的点。虽然这会让你感到不适，但是有助于达到最佳锻炼效果。

如何练习

从桌子式开始，进入下犬式。然后右脚向前迈出，保持左脚稳定在地面上。接着弯曲双膝，坐在地板上（天鹅式）。双臂向前伸展，身体向前折叠，直至头靠近或轻触右脚。面部朝下，头可以放在双臂之间或瑜伽砖上休息（睡天鹅式）。

小贴士

阴瑜伽注重的是休息与消化，空腹练习是最佳选择。为什么不在清晨时分早餐前尝试一下呢?

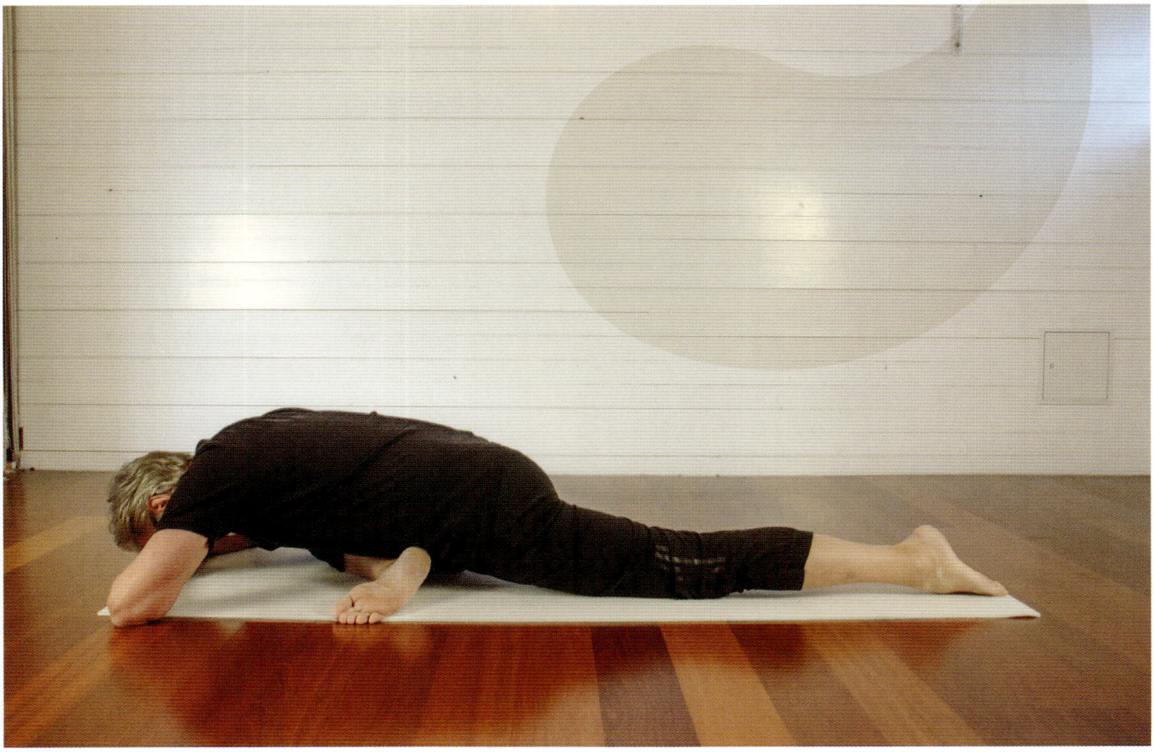

更轻松的方式

数字“4”式针对的是相同的身体部位，但这个体式是仰卧进行的，更加舒适。

从仰卧姿势开始，弯曲膝盖，将双脚平放在地板上，与髋同宽。然后抬起右脚，将其放置在左膝上方，形成“4”字形状。如果你希望加深拉伸感，可以抓住左大腿并向自己拉近。

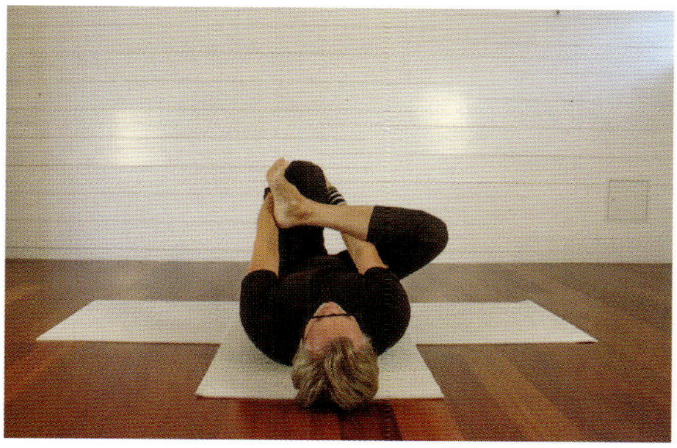

反体式

可以从下犬式开始并结束每一侧的练习，下犬式也是一个极佳的反体式。

从桌子式开始，将双手置于肩膀前方，然后通过脚尖用力推地，直到身体呈现倒立的“V”形。

保持膝盖微屈，尝试轮流将每只脚后跟向下压，仿佛“遛狗”一般。

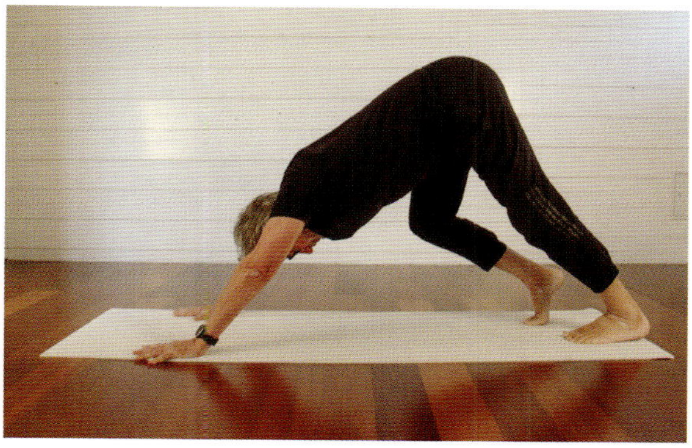

退出体式

先向上推自己，然后将弯曲的腿向后滑动。

也可以直接把身体向上推成下犬式。

经脉

刺激肝经、肾经、胃经、脾经，以及胆经。

靠墙体式

有面墙吗？如果有，那么你就有了练习阴瑜伽所需要的支撑。其治疗效果也是显著的，包括减轻关节疼痛，特别是膝盖和髋部疼痛；缓解背痛；拉伸腘绳肌，以及背部和腿部其他肌肉和结缔组织。

当然，它还有助于放松，缓解整体压力和紧张感，特别是颈部。

你可以利用墙壁作为支撑完成多个体式，包括……

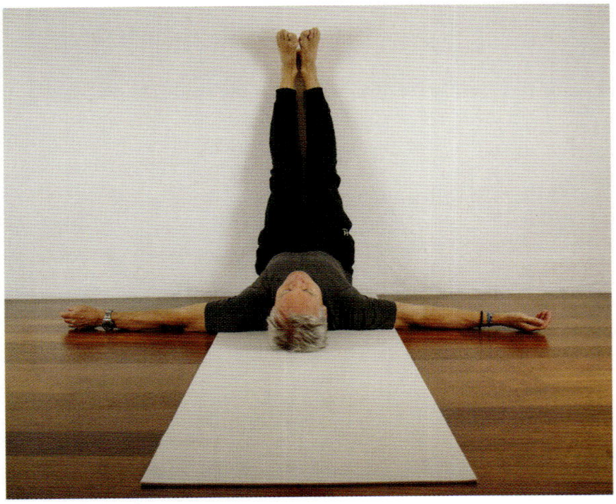

靠墙毛毛虫式

侧坐在墙壁旁，将双腿向上伸，然后仰卧在地面上。尝试向墙壁方向轻微挪动，直到坐骨紧贴墙壁，双腿位于身体上方。

如果离墙壁太近会感到不适，只需稍微向后移动一点。将双手放在膝盖上、胸前，或者伸直手臂可以获得更好的背部拉伸感。只要感觉舒适，可以一直保持这个姿势。

想要更多支撑吗？可以在臀部下方放一个垫子。如果你背部疼痛，或者整天站立，这个体式会非常有益。

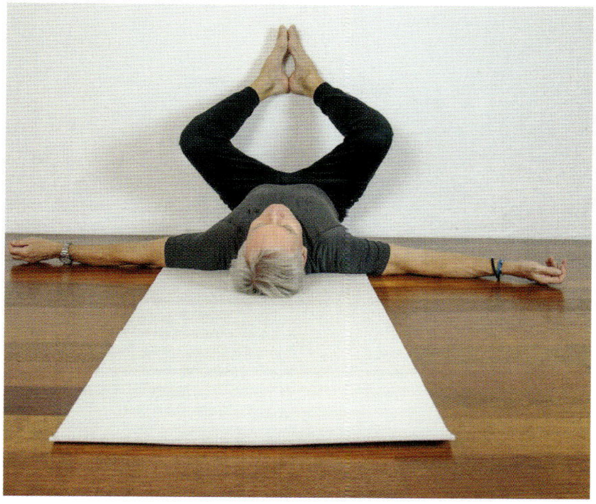

靠墙蝴蝶式

从靠墙毛毛虫式开始，双腿稍微向下滑动，然后将双脚并拢，膝盖尽可能地向两侧展开，直到墙壁允许的最大限度。将双手放在最舒适的位置，可以放在腹部、胸部，或者伸直手臂，水平放在身体两侧。只要感受舒适，可以一直保持这个姿势。

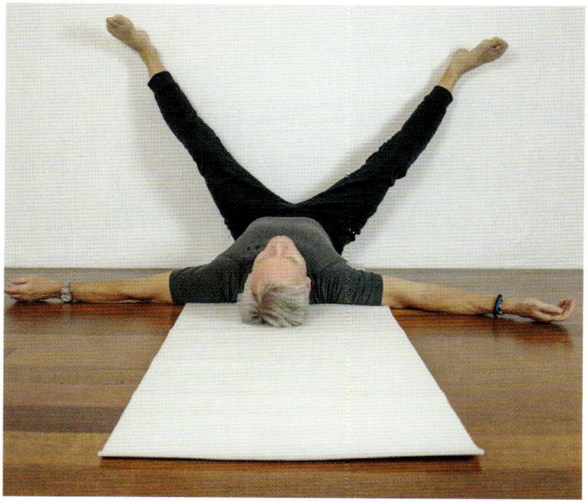

靠墙开胯式

从靠墙毛毛虫式开始，让双腿尽量向墙壁两侧分开，直到达到极限。当你准备好时，可以用手轻轻地将双腿一起推回。只要感受舒适，可以一直保持这个姿势。

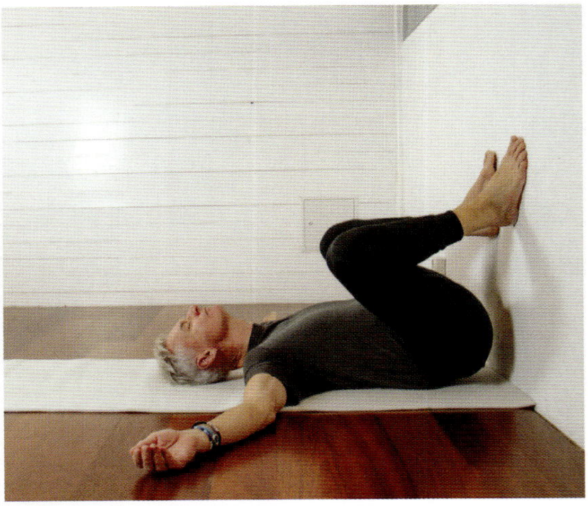

靠墙深蹲式

从毛毛虫式开始，然后弯曲双膝并将双脚沿着墙壁向下滑动。双脚之间的距离可以保持与髋部同宽。就像在毛毛虫式中一样，如果感觉臀部紧贴墙壁太困难，可以稍微将其向后移开一点。只要感受舒适，可以一直保持这个姿势。

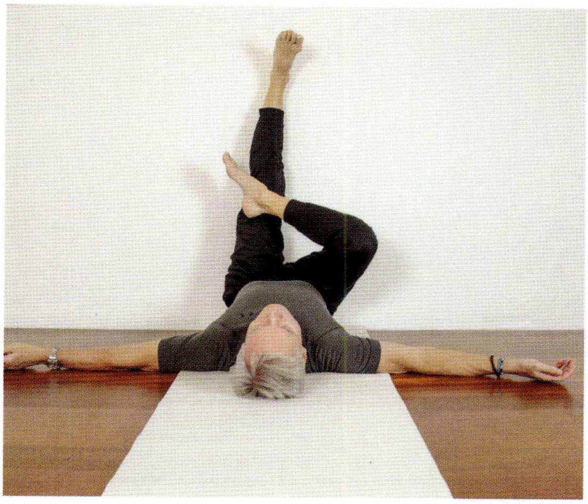

靠墙“4”字式

从靠墙毛毛虫式开始，慢慢弯曲伸直的右腿，右脚沿着墙壁向下滑动。将右脚踝放在左膝盖上。如果感觉太紧绷，可以稍微离开墙壁一点。

如果你喜欢，可以在身下垫一个瑜伽长枕、毯子或瑜伽砖来休息。只要感受舒适，可以一直保持这个姿势。然后按照同样的方法换另一侧练习。

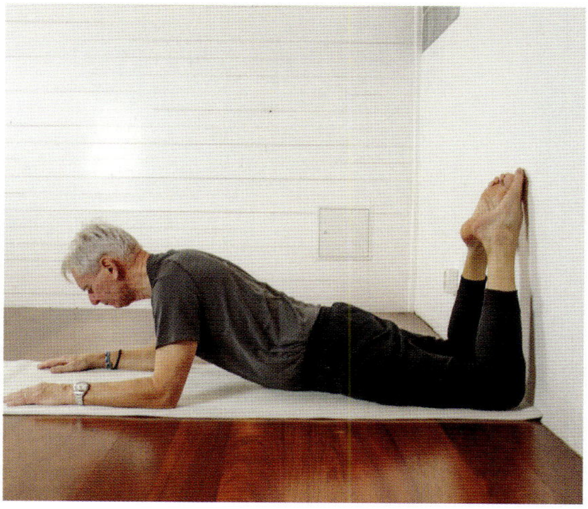

靠墙人面狮身式

从挺尸式开始，翻转至俯卧姿势，弯曲膝盖，并将自己推向墙壁。当你准备好时，用手肘支撑起上半身。只要感觉舒适，可以一直保持这个姿势。

不要忘记以挺尸式开始和结束练习。

6

融会贯通

阴瑜伽序列练习，为了更好的身体及更好的内在世界

在阴瑜伽体式中进行放松是应对繁忙日程或身体僵硬的良药。

接下来的内容将介绍阴瑜伽序列（体式序列），从手指尖到脚趾尖刺激你的身体，可以帮助你缓解从头痛到腿后侧肌肉的各种问题。

以下大多数序列都集中在帮助解决特定的身体问题上，有一些序列也有助于你在打高尔夫球、滑雪和徒步等运动中表现更佳，或者只是让日常生活变得更加轻松，这意味着在购物或背着孙子、孙女走路时不再那么费力。

所有序列都以挺尸式开始和结束。我认为挺尸式给了我们一个练习前后都能审视自己身体的机会。

利用碎片时间

这些序列的时长都在50~70分钟之间，如果不是在课堂上练习，可能会觉得时间太长了。

做一些你觉得适合自己的事情。即便只做几个体式，也比什么都不做强。你甚至可以进一步在书中查看15分钟的快速修复体式。

让我们开始行动吧。

阴瑜伽序列简介

这个入门序列能为你提供一次很好的全身按摩。它是你探索阴瑜伽的完美起点，希望它能激励你尝试本部分中的所有序列。

首先，躺在垫子上，从挺尸式开始，手掌朝上，放松呼吸。感受身体的重量，放松下巴，并感知身体。

几分钟后，将右手放在心脏上，左手放在肚脐上。随着深呼吸，将肚脐向外扩展，直到它超过你心脏的高度，然后慢慢呼气，尝试这样做 8~10 次呼吸。

体式 1：仰卧蝴蝶式

3 分钟

这是一个很好的体式，能减轻臀部和膝盖的压力，降低这些部位出现慢性疼痛的风险。

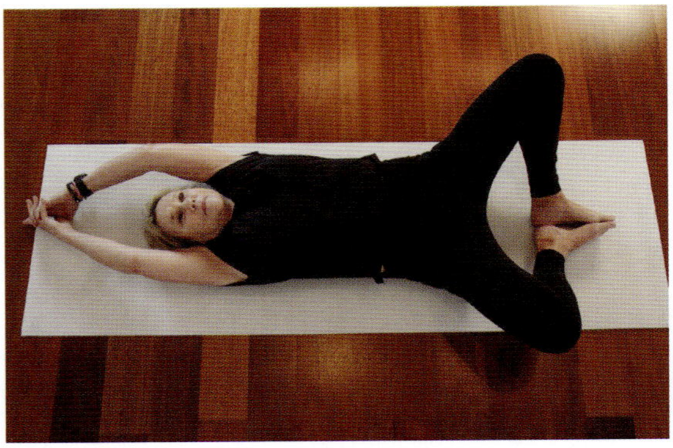

退出体式时，双手放在身体两侧，然后用手（如果需要的话）将膝盖并拢。在尝试反体式之前，先保持这个姿势休息。

反体式：帐篷式或雨刷式。

体式 2：人面狮身式/海豹式

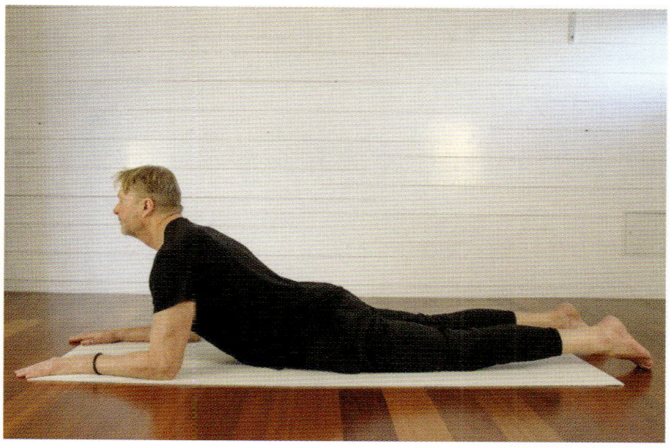

3 分钟

这种温和的伸展运动能恢复脊柱的自然曲度并保持下背部健康。

要退出这个体式，只需躺回去。在做反体式之前，享受头偏向一侧的休息。

反体式：鱼摆尾式/婴儿式。在这两种体式中任选一种，保持几分钟，享受拉伸的感觉。

体式 3：毛毛虫式

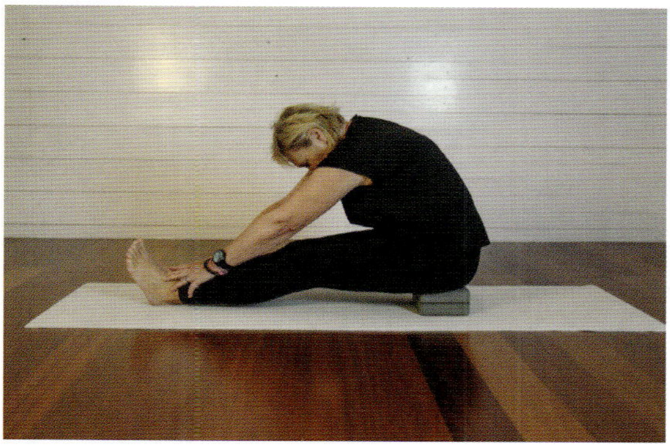

4 分钟

这个出色的腘绳肌拉伸动作也有助于刺激脊柱和腹部周围的深层肌腱和组织。

如果你觉得这个动作对你来说有点难度，可以做靠墙毛毛虫式。

要退出这个体式，可以借助双手将自己撑起。

反体式：身体后仰，将双脚从一侧移到另一侧来放松髋部，或者做擦拭窗户的动作。每侧做 10 次。

记住：让重力来做功，而不是你的肌肉。

体式 4：龙式

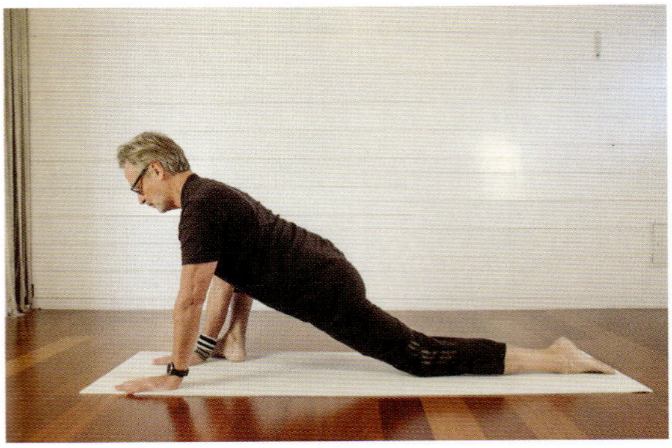

每侧 3 分钟

龙式是一个打开髋部和腹股沟的极佳的体式，有助于锻炼髋屈肌和股四头肌。

准备好后，双手向后推，或者进入下犬式。

反体式：从桌子式开始，轻轻地前后移动脊柱。

体式 5：仰卧脊柱扭转式

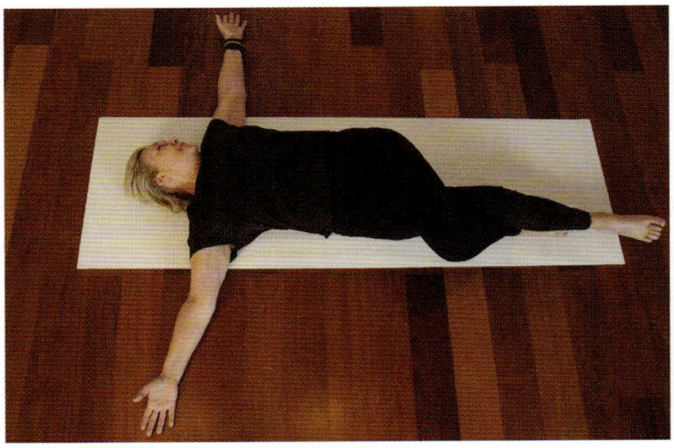

每侧 3 分钟

对于脊柱、下背部和颈部来说，这是一个很好的解压体式。它能拉伸腹斜肌、臀肌、髋部和髂胫束。

反体式：做另一侧。

结束：保持挺尸式 5 分钟，或者直到感觉舒服为止。

你的身体感觉如何？仔细感受它，放松地躺在垫子上。

起来

伸展身体，然后蜷缩身体，慢慢地站起来。

非对称体式打造身体对称性

随着年龄的增长，我们的身体变得越来越不对称，往往一侧承受的压力大于另一侧。

结果就是我们一侧的肩膀、背部、臀部、膝盖和脚踝出现问题，变得紧张，肌肉、肌腱和韧带所在的位置变得更短。

这一系列非对称体式（两侧独立拉伸）旨在帮助我们的身体恢复多年来可能已经失去的对称性。

开始：挺尸式

做一个引导性身体扫描，从脖子开始，经过肩膀、肱二头肌、臀部、膝盖、小腿和脚踝穿过身体。它们感觉如何？

感受你的体重，放松下巴，检查身体的每一侧。

尝试 4×4 呼吸法来放松身心。

体式 1：香蕉式

每侧 3 分钟

这个侧弯式可以拉伸从髂胫束到胸腔的肋间肌、腹肌，甚至肱二头肌和肱三头肌。

反体式：抱膝、绕膝。

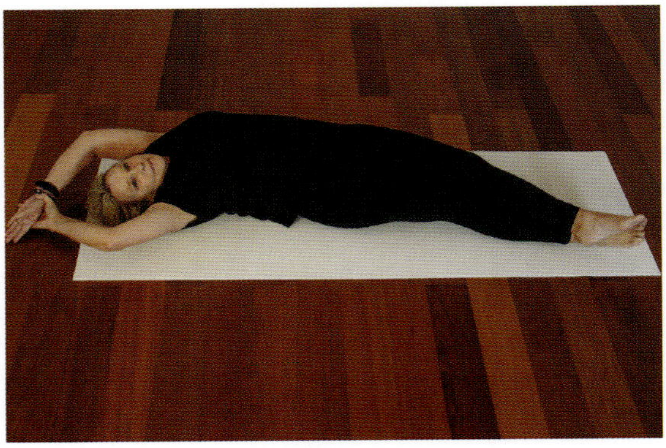

体式 2：半蝴蝶式

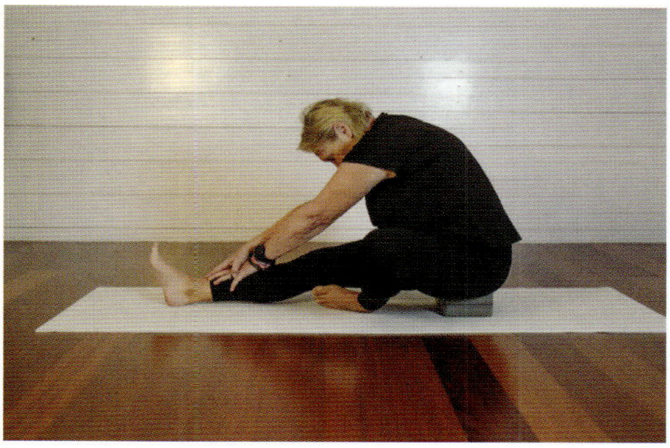

每侧 3 分钟

这个“两全其美 ”的体式可以拉伸下背部，对紧绷的腘绳肌有很好的效果。做这个体式可以沿着脊柱后部的韧带及弯曲腿部的内收肌（腹股沟）打开髋部。

反体式：帐篷式、雨刷式。

体式 3：龙式

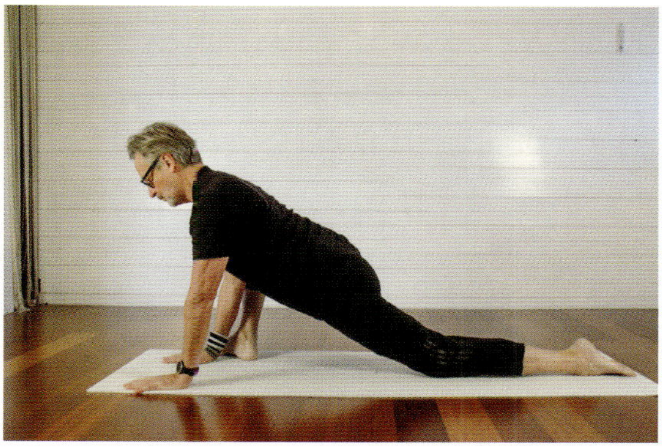

每侧 3 分钟

这是一个极好的髋部和腹股沟开合式，还能伸展你拉伸腿的臀大肌、髋屈肌和股四头肌。

反体式：保持桌子式，前后移动。

体式 4：睡天鹅式

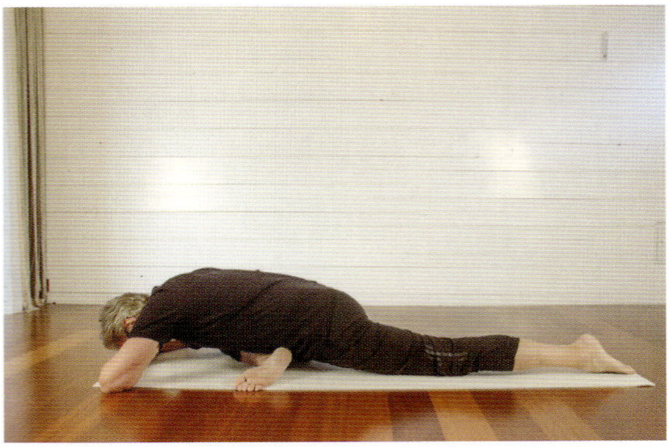

每侧 3 分钟

睡天鹅式拉伸前腿的股四头肌、髋屈肌及髂胫束，拉伸伸展腿的脚踝。

反体式：下犬式或婴儿式。

体式 5：仰卧脊柱扭转式

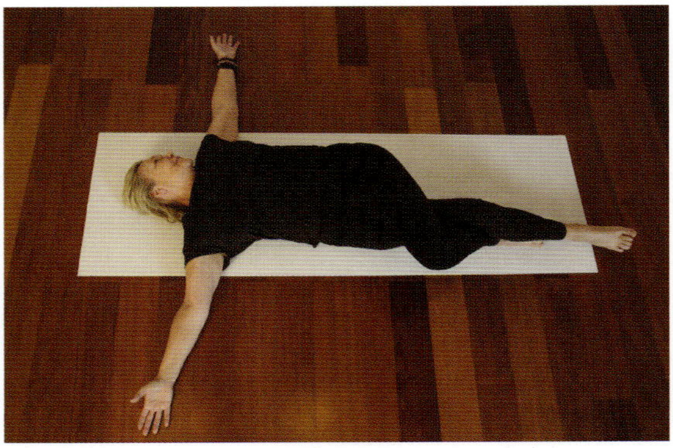

每侧 3 分钟

这个体式非常适合缓解上脊柱的紧张，同时拉伸肩关节。如果你患有坐骨神经痛，可以将弯曲的膝盖靠近胸部，看看是否有帮助。

反体式：做另一侧。

结束：保持挺尸式 5 分钟。

现在你身体的左侧和右侧相比怎么样？

我们常说要让身体恢复对称，所以这可能意味着专注于最紧绷的部位，而不是每侧精确地练习 3 分钟。我们的身体越对称，就越不容易因一侧用力过度而遭受痛苦。如果你仔细想想，这是显而易见的。

肩膀和脊柱酸痛序列

随着年龄的增长，许多人的肩部、脊柱和颈部都会出现问题。如果我们不对这些部位进行拉伸，它们就会变得僵硬、发炎甚至出现关节炎，最终可能需要手术治疗。

这套动作可以帮助我们放松肩部和脊柱，希望可以预防这些问题。

保持 4 分钟

感受你的重量，放松下颚。通过你的身体来感知，从头顶开始，沿着颈部、肩膀、背部、脊柱、髋部，以及脊柱底部进行扫描。

练习箱式呼吸（4×4 呼吸法）。尽量从外界的刺激中抽离，专注于身体、大脑和内心的感受。

开始：挺尸式

体式 1：融心式

3 分钟

这个体式非常适合打开你的肩膀和背部，同时也可以伸展手臂。它可以释放胸腔的压力，放松中、下背部的肌肉。

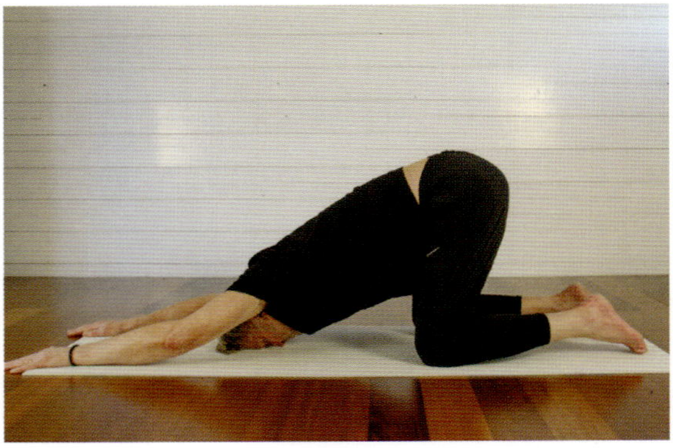

反体式：以鱼摆尾式躺下，从体式中退出时，每只手臂伸展 1 分钟左右。

体式 2：展翅式

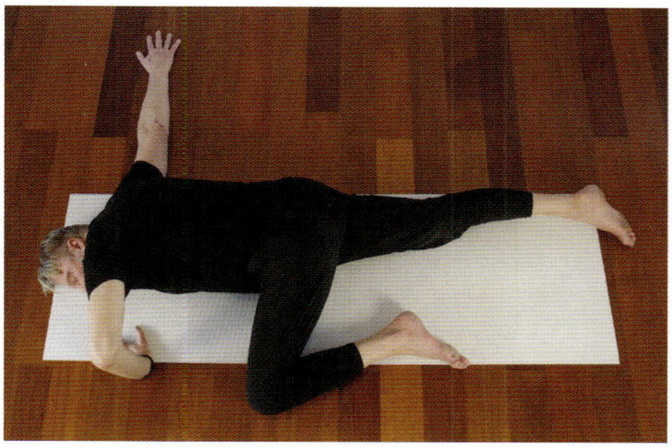

每侧 3 分钟

笔者非常喜欢这个体式，因为它可以帮助笔者的肩膀向后推，缓解手臂的紧张感。它还可以通过拉伸下臂肌腱来缓解网球肘。

反体式：穿针引线式。手臂向下，穿过支撑的手臂。

体式 3：人面狮身式/海豹式

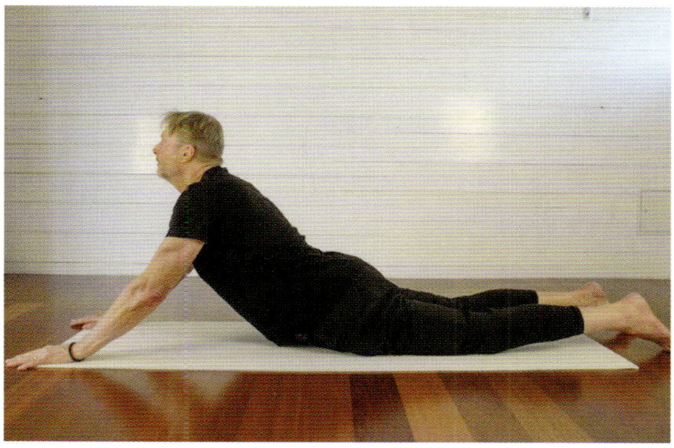

3 ~ 4 分钟

这是保持下背部柔软的好方法。下背部的健康会影响脊柱的其余部位，并有助于改善体态，以免你头部前倾、含胸弓背。

你还可以拉伸腹部肌肉。60 岁时拥有六块腹肌的人有吗？

不喜欢人面狮身式或者海豹式？试试桥式。

反体式：支撑半蛙式 /婴儿式。

体式 4：仰卧蝴蝶式

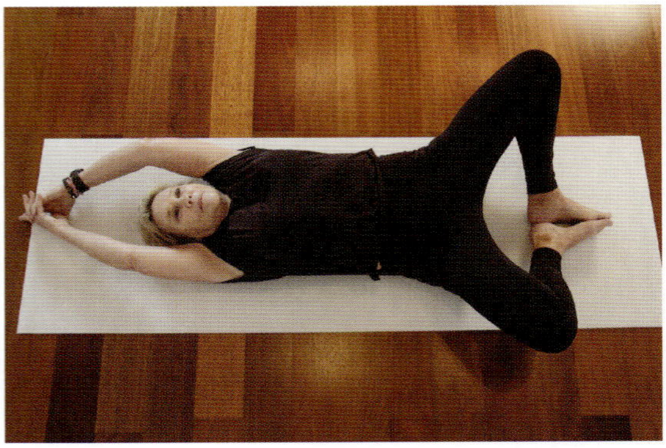

每侧 4 分钟

这个体式针对的是仰卧时脊柱后部的韧带。

用一块垫子或毯子支撑自己是一个好方法。如果骨骼有支撑，肌肉就会放松。

反体式： 帐篷式、雨刷式都是很好的反体式。

体式 5：开胯式（蜻蜓式）

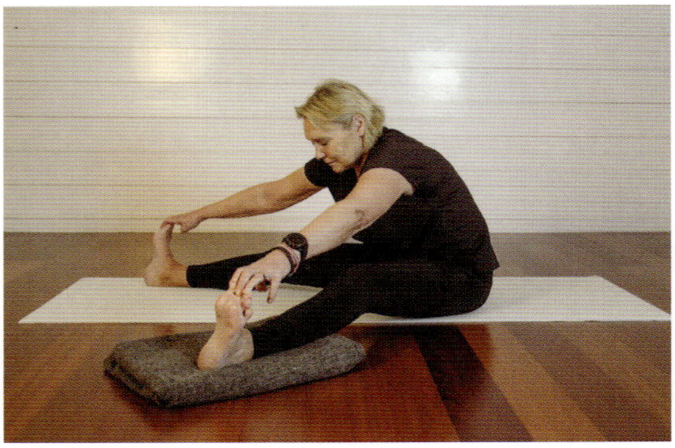

3 分钟

因为身体前倾，双腿分开，所以这个体式对增加脊柱和髋部的活动性很有帮助。

尽量将双腿分开到最大限度。如果愿意，你可以坐直，用右手拉动头部左侧；反之亦然，放松颈部和肩膀的顶部。

反体式： 身体向后靠在手肘上，保持双腿伸直，并左右摇晃双脚。

体式 6：仰卧脊柱扭转式

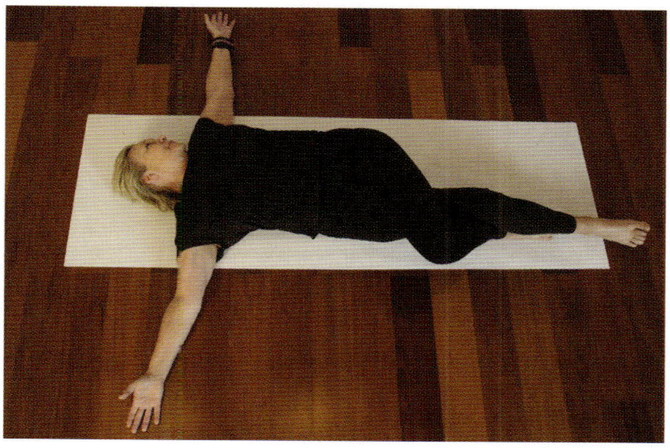

每侧 3 分钟

这是一个很棒的伸展动作，可以拉长、放松并重新调整脊柱。保持肩膀平放在地板上，以刺激胸部前方的肌肉，缓解肩部紧张。

反体式：换另一侧练习。

结束：保持挺尸式 5 分钟。

在挺尸式时，想想如何更加专注。正念的三个基本理念是：

1. 活在当下。试着敞开心扉，接受现实，在简单的事物中寻找快乐。

2. 接受自己。像对待好朋友一样对待自己。

3. 专注于吸气和呼气的过程。

缓解背部僵硬和坐骨神经痛序列

最常见的背痛是坐姿或搬东西时姿势不当造成的，这种现象称为体式性压力（postural stress）。

长时间坐在电脑屏幕前或观看直播节目，会导致背部弯曲。根据康奈尔大学人体工程学的研究，与站立相比，坐着会使脊柱所承受的压力增加90%。

什么是坐骨神经痛

坐骨神经痛是由于坐骨神经受到刺激或炎症引起的疼痛，疼痛从腰椎开始向下延伸至腿部，这种疼痛通常在弯腰、跑步、坐着（尤其是开车），以及进行其他主动或被动的日常活动时发作。

坐骨神经痛的病因是什么？

医学界普遍认为，坐骨神经痛最常见的原因来自脊柱，椎间盘问题会直接压迫坐骨神经的根部。

另一个原因是梨状肌综合征，即梨状肌缩短并压迫坐骨神经。梨状肌是一块扁平且狭窄的肌肉，从脊柱延伸至臀部，再至大腿顶部。

开始：挺尸式

保持4分钟

如果你想尝试挺尸式的变体，可以练习五角星式，将双臂伸展至身体两侧，与躯干呈直角；双腿分开，双脚放在瑜伽垫的两侧。

挺尸式可以放松身体，改善体态，有助于缓解坐骨神经痛。

体式 1：毛毛虫式

3 分钟

毛毛虫式能够缓解下背部和坐骨神经的压力。它还能通过轻微旋转骨盆减轻背部疼痛。

反体式：将双膝抱于胸前。

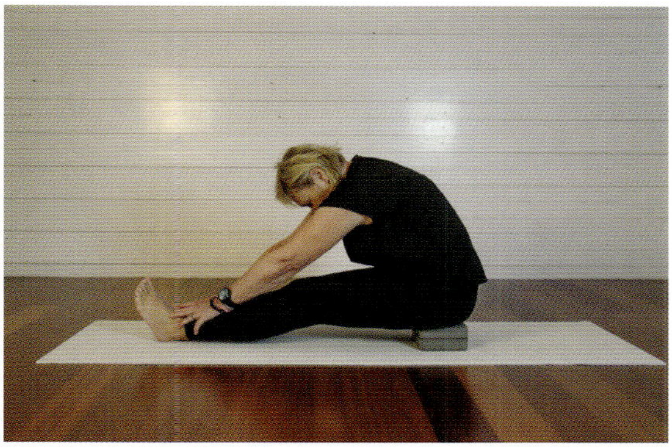

体式 2：宽膝跪姿婴儿式

4 分钟

婴儿式有助于拉伸脊柱，使下背部、髋部和大腿更加灵活，同时拉伸神经周围的肌肉。

反体式：猫式 / 牛式。

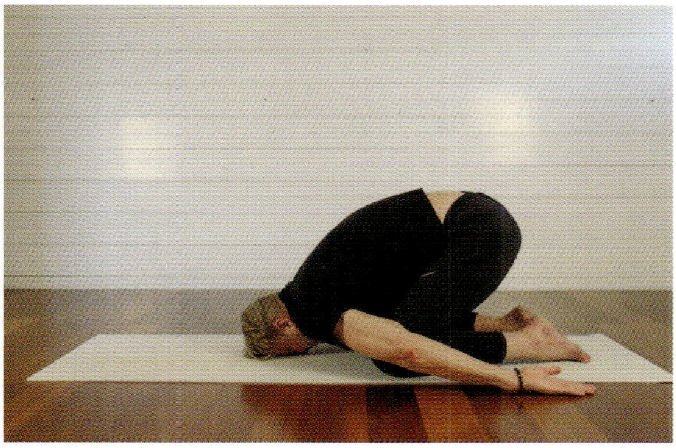

体式 3：睡天鹅式或数字“4”式

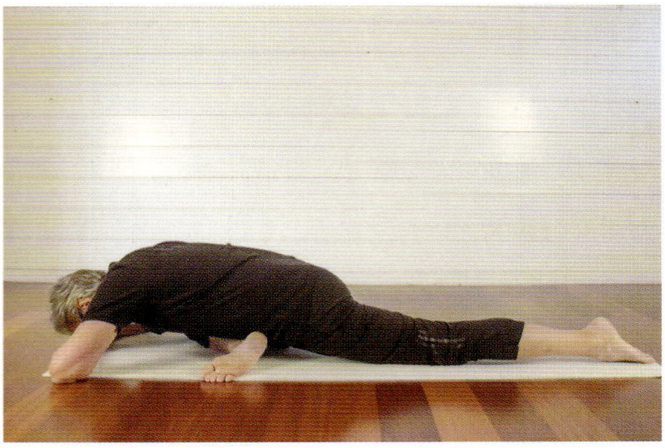

每侧 4 分钟

这个体式通过向外旋转前腿，拉伸股四头肌、髋屈肌、髂胫束和梨状肌，有助于缓解坐骨神经痛。

反体式：下犬式。

体式 4：半鞋带式/全鞋带式

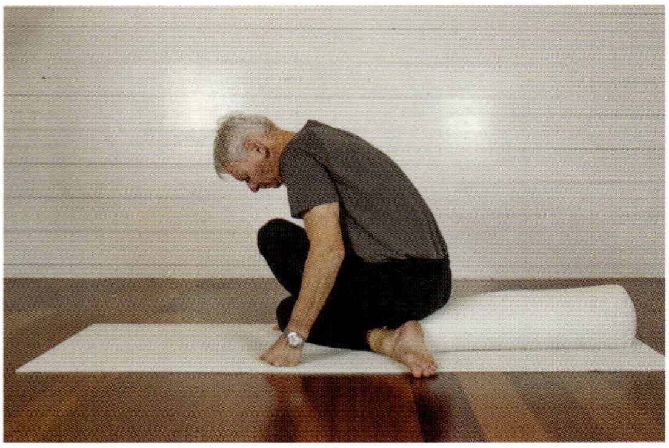

每侧 2 分钟或 4 分钟

半鞋带式 / 全鞋带式有助于缓解下背部的压力，并减轻坐骨神经的压迫感。

反体式：鹿式。

体式 5：开胯式（蜻蜓式）

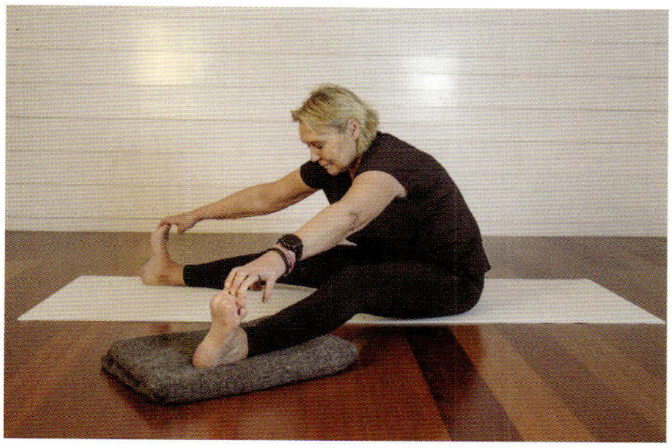

4 分钟

短缩的腘绳肌会增加下背部的压力，引发或加重背部疼痛和坐骨神经痛。这个体式可以拉伸腘绳肌和大腿内侧，提高髋部灵活性，从而有助于缓解背痛。

反体式：雨刷式。

结束：保持挺尸式 5 分钟。

享受 5 分钟的深度休息，缓解身体的紧张和疼痛，试着用毯子或软垫支撑膝盖、下背部，增加放松感，减少背部和神经系统的压力。

你的背部现在感觉怎么样？

高尔夫球手序列

随着年龄的增长，球道是不是变得越来越长了？从第 14 洞开始，你的背部就开始隐隐作痛了吗？试试这个专为高尔夫球手设计的序列，它能消除僵硬感，让你的球杆及你的身体重新焕发活力。

从下面的练习中挑选，来改善你的高尔夫技巧，提升你的成绩。

开始：挺尸式

保持 4 分钟

尝试闭上眼睛。放松。

深呼吸，放松你的筋膜。

体式 1：仰卧蝴蝶式

3 分钟

仰卧蝴蝶式是一个极佳的体式，可以拉伸下背部，并通过伸展双臂来加深骨盆旋转程度，这对下挥杆动作和站位准备都很有益处。

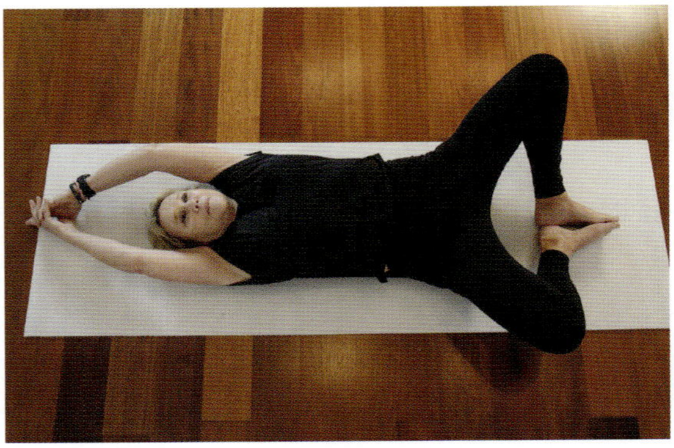

反体式：帐篷式或雨刷式。

体式 2：融心式

3 分钟

这个姿势可以打开肩膀和上背部，拉伸双臂。它对挥杆和下挥杆都有益处。

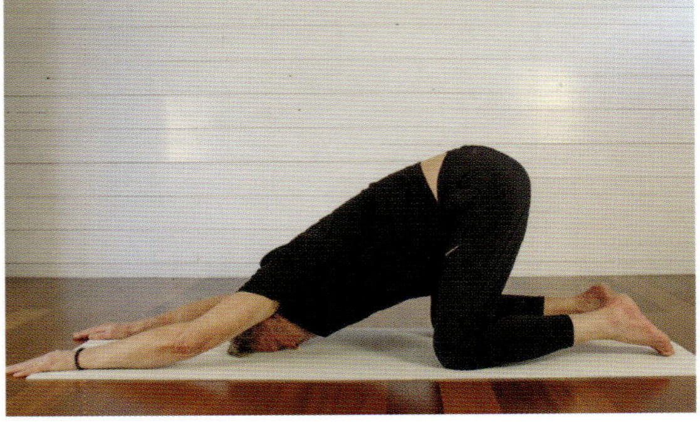

反体式：婴儿式。

体式 3：展翅式

每侧 3 分钟

展翅式主要作用于肩部深层组织，能够缓解肩部乃至髋部的紧张感。此姿势对高尔夫挥杆的各个方面都非常有益。

反体式：将右臂向相反方向穿过，即穿针引线式。

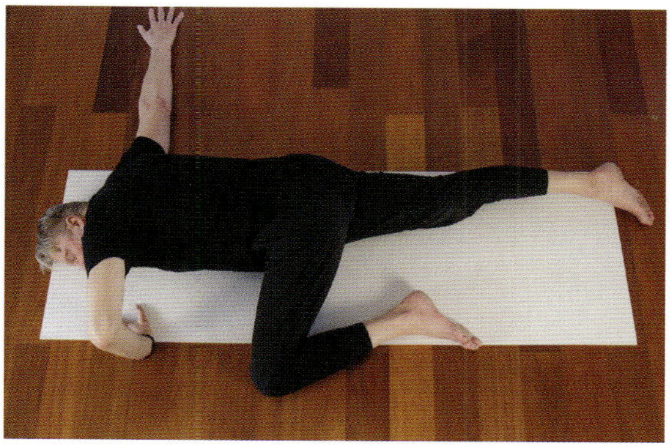

体式 4：人面狮身式/海豹式

3 分钟

这个体式能够改善体态，同时拉伸胸部和腹部肌肉，有助于挥杆时的旋转动作。

反体式：鱼摆尾式。

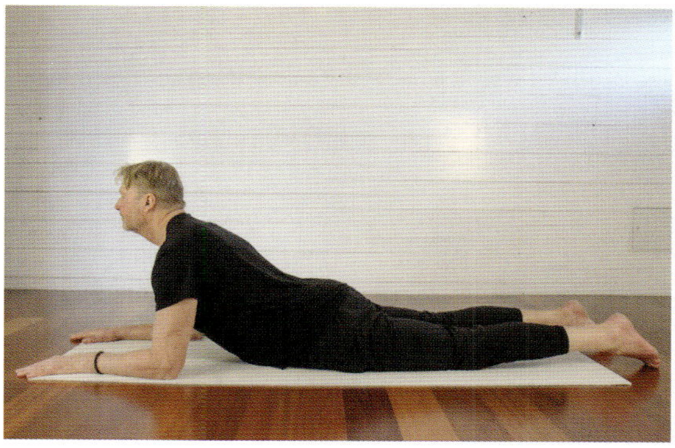

体式 5：龙式

每侧 3 分钟

龙式主要锻炼髋屈肌和股四头肌，有助于提升击球瞬间的动作流畅度，从而使击球更有力。

反体式：保持桌子式，前后移动。

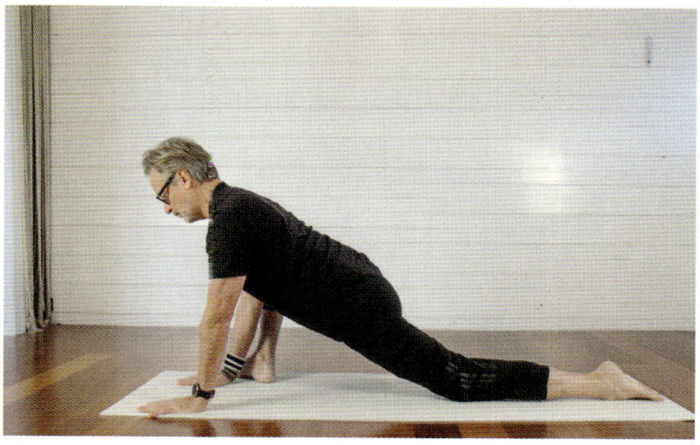

体式 6：开胯式（蜻蜓式）

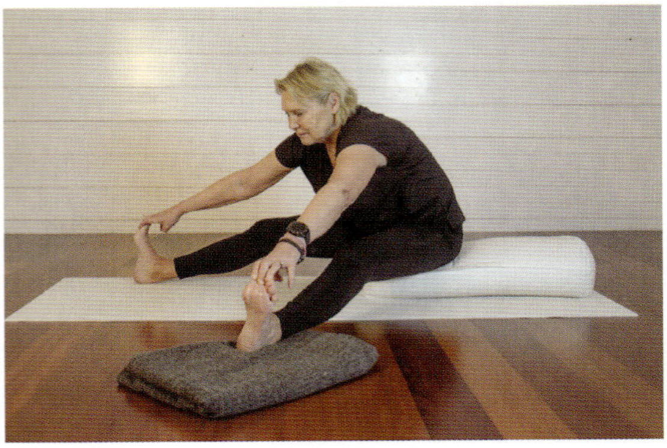

3 分钟

开胯式（蜻蜓式）能够增强髋部灵活性，帮助在挥杆时建立并保持正确的姿势。

反体式：身体后倾，双脚左右移动。

体式 7：天鹅式 / 睡天鹅式 / 数字“4”式

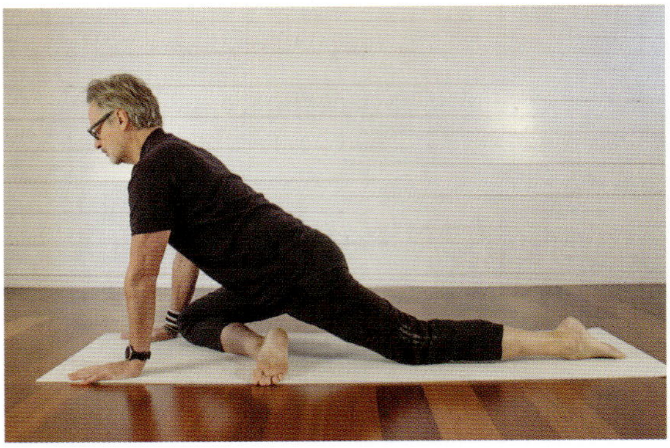

每侧 3 分钟

通过前腿的外旋，可以减轻膝盖和髋部的压力，有助于高尔夫挥杆时的旋转动作。

反体式：下犬式。

体式 8：仰卧脊柱扭转式

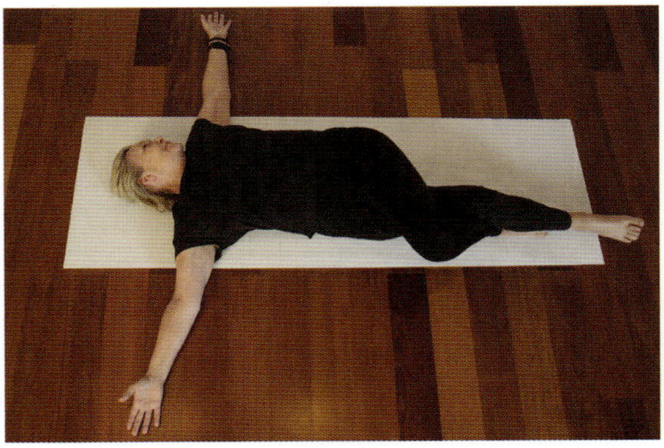

每侧 3 分钟

在这个伸展动作中，髋部和躯干之间的分离状态，非常适合在挥杆过程中增加击球距离。

反体式：换另一侧进行练习。

结束：可以尽情享受挺尸式。

左侧感觉如何？右侧感觉又怎样？

我们谈论的是恢复身体的对称性。身体越对称，在球场上就越能减少疼痛、增添愉悦感，因为髋、背、腿、肩和膝会更加协调一致。继续挥杆吧。

健步走和徒步者序列

喜欢徒步却感觉双腿开始抗议了吗？随着年龄的增长，我们的下半身会变得愈发僵硬，从肚脐以下开始失去灵活性。

练习阴瑜伽会刺激成纤维细胞的生长。这些细胞负责制造胶原蛋白、弹性蛋白，以及为关节和组织提供水分的分子。组织保湿能让我们的关节活动自如，筋膜滑动更加轻松。其结果是，我们会感觉身体不那么僵硬，更享受行走的乐趣。

以下序列针对股四头肌、大腿内侧和腘绳肌、髋屈肌和髋关节进行练习，让你在徒步时能够走得更远，而不会感到那么僵硬。

记住，如果在任何体式中感到疼痛，请立即减轻力度或直接退出体式。

开始：挺尸式

保持 5 分钟。

尝试腹式呼吸。吸气时，腹部隆起。快速扫描身体，尽量拉伸脊柱，使其尽可能长。

体式 1：蝴蝶式

4 分钟

蝴蝶式能够拉伸大腿内侧、腹股沟、膝盖和腘绳肌。此外，它还能锻炼脊柱后侧的韧带，让你能更长时间地舒适站立。

反体式：双腿并拢，身体后仰，左右摆动双脚。

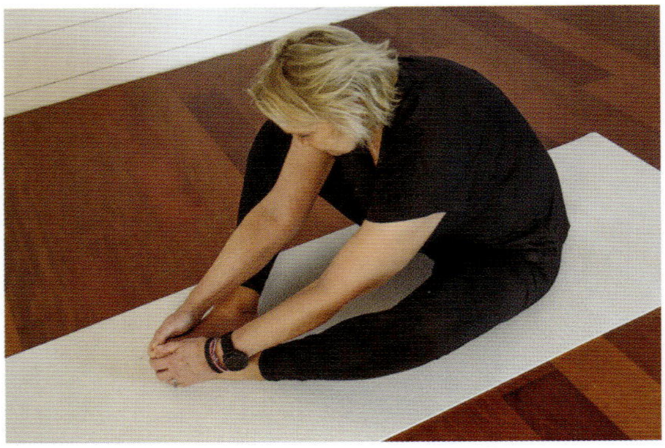

体式 2：开胯式（蜻蜓式）

3 分钟

这个体式有助于增强髋部灵活性，并拉伸股内侧肌、腘绳肌、脊柱和腹部的肌肉。

它能让步行更加舒适，或者让步行后的生活更加惬意。

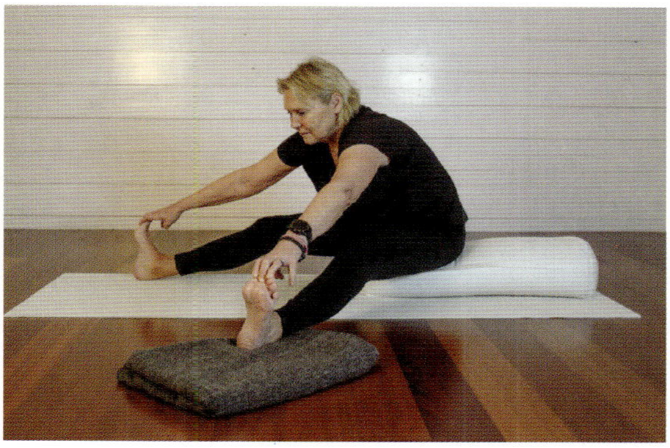

反体式：从身体后倾的姿势开始，双脚左右摆动。

体式 3：睡天鹅式 / 数字“4”式

每侧 4 分钟

这个姿势主要锻炼髂胫束，有助于改善膝盖和髋部问题，提升徒步的乐趣。

反体式：下犬式。

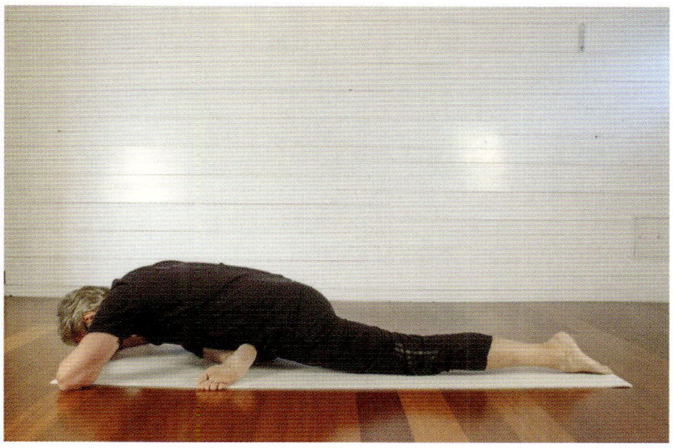

体式 4：鞋带式

每侧 3 分钟

鞋带式能够拉伸大腿内侧和腹股沟，同时放松髋部。髋部放松意味着行走更加轻松。

反体式：帐篷式或雨刷式。

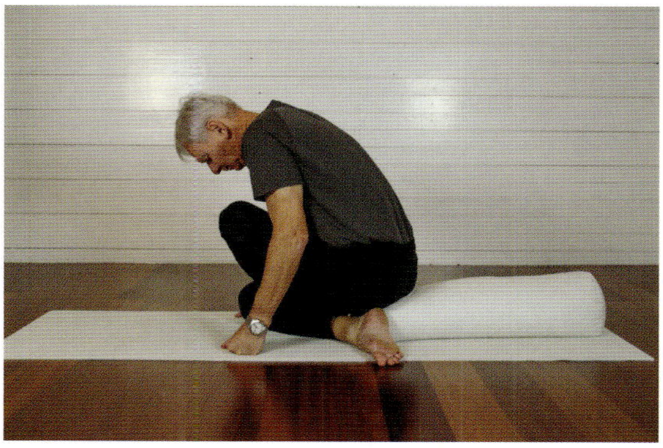

体式 5：马鞍式

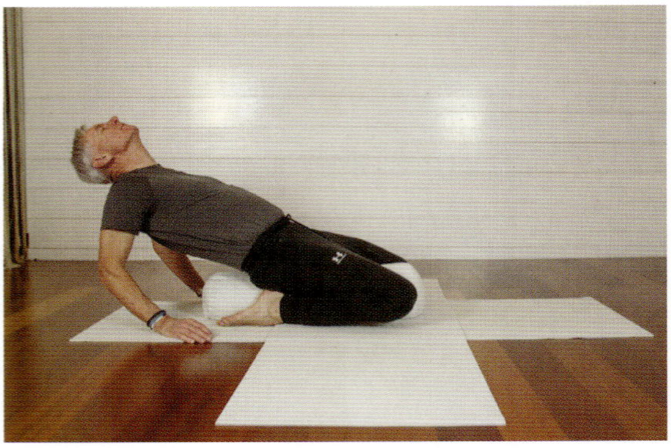

3 分钟

笔者觉得这个姿势很难，但却从中受益匪浅，因为它能让髋屈肌和股四头肌得到很好的拉伸。对于经常站立或行走的人来说，这个姿势非常有益。

反体式：在挺尸式中短暂放松后，将膝盖逐一拉向胸部，以缓解背部的紧张感。

体式 6：香蕉式

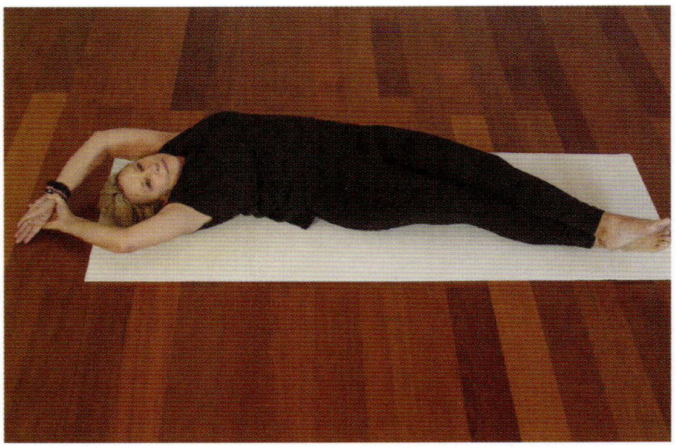

每侧 3 分钟

先拉伸一侧，再拉伸另一侧，这样可以缓解整个侧身的紧绷感，包括腿部。这个姿势非常适合长途徒步前后进行拉伸。

反体式：抱膝/绕膝。

结束：可以尽情享受挺尸式。

现在，感受一下身体状态，希望你能感觉到双腿不那么沉重了。

改善睡眠序列

没有什么比睡个好觉更能让人整天都感觉神清气爽了。在睡眠中，身体得以休息和恢复，同时免疫系统也会得到增强，有助于预防疾病。此外，良好的睡眠还有助于预防抑郁和改善记忆力。

如果你已经忘记上次睡眠充足是什么时候了，不妨试试以下这套瑜伽动作，它或许能助你进入梦乡。你不必尝试每一个体式，只需选择那些你认为有助于睡眠的即可。

开始：挺尸式

保持 4 分钟

这是阴瑜伽课程开始都进行的缓慢动作，有助于平复身体，恢复自然平衡。练习海洋呼吸，同时不断加深放松。

体式 1：婴儿式

3 分钟

婴儿式是放松身心、舒缓情绪的绝佳方式，同时还能让脊柱得到舒适的伸展。

反体式：桌子式。

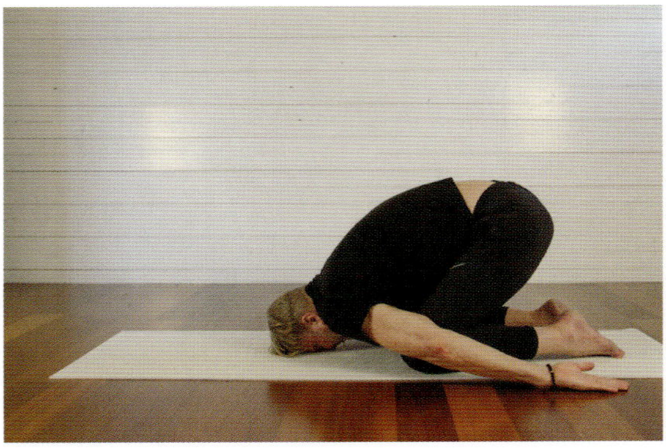

体式 2：蛙式

3 分钟

这个极佳的髋部开合式有助于拉伸股内侧肌，改善活动范围，也有助于缓解下背部的紧张感。这应该会让你睡得更香。

反体式：仰卧，将膝盖拉向胸部。

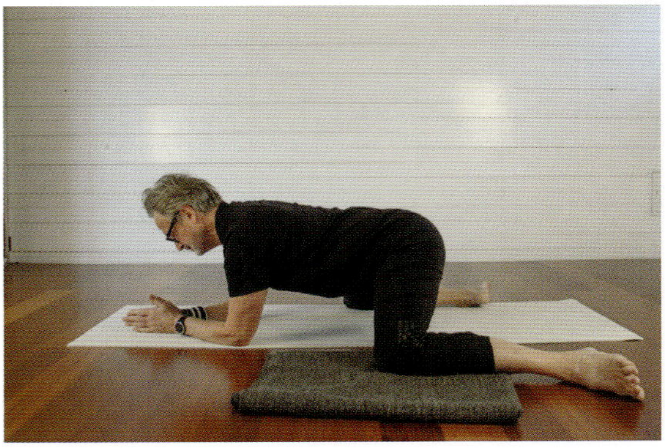

体式 3：桥式

3 分钟

桥式有助于缓解头痛，舒缓神经系统，并促进放松。如果需要，可以使用瑜伽砖和毯子来支撑臀部、膝盖和双脚。

反体式：双膝贴胸。

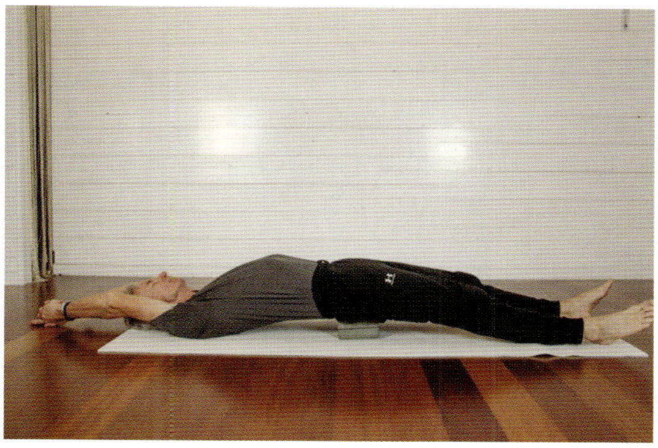

体式 4：鹿式

每侧 3 分钟

这个放松的髋部打开动作对于缓解髋部和下背部的压力与紧张感非常有效。为什么不躺在瑜伽长枕上，让思绪飘荡，尽情享受呢？

反体式：雨刷式。

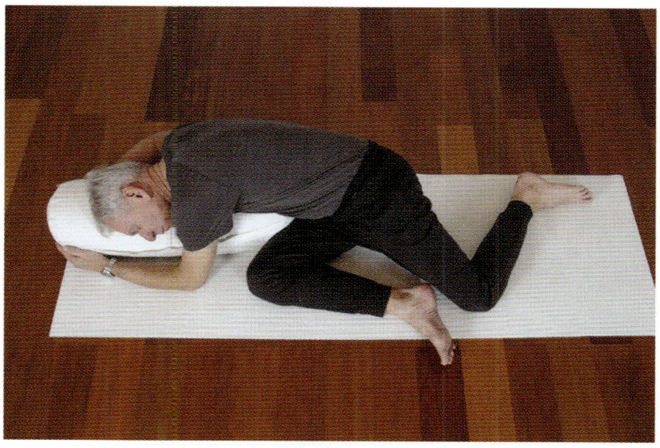

体式 5：快乐婴儿式

3 分钟

快乐婴儿式有助于减轻背痛，并能缓解你可能感受到的压力或焦虑。和所有阴瑜伽动作一样，它能降低心率，使睡眠变得更加容易。

反体式：婴儿式。

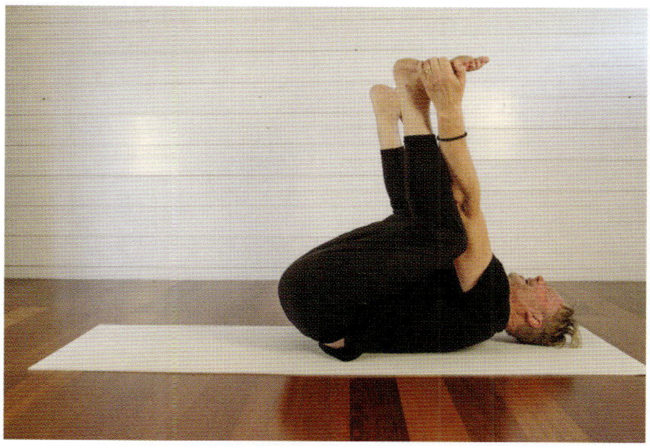

体式 6：靠墙毛毛虫式

3 分钟

靠墙毛毛虫式是长时间站立后完美的放松体式。它对于平静身体、减轻焦虑有着极佳的效果，对良好的夜间睡眠至关重要。

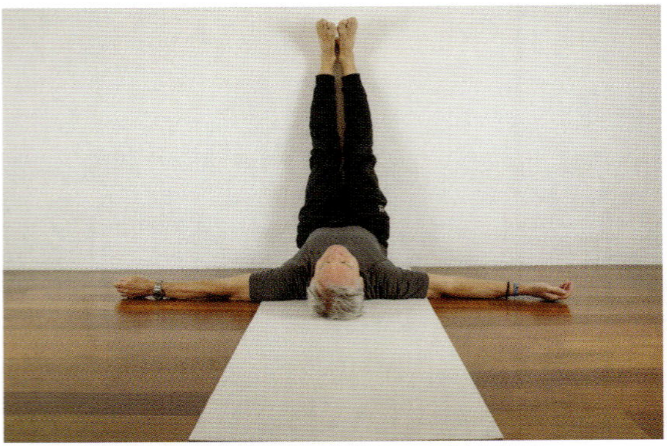

反体式：直接进入靠墙蝴蝶式。

体式 7：靠墙蝴蝶式

3 分钟

靠在墙上享受放松。双腿呈蝴蝶式，举过头顶，同时控制呼吸，这是让身体和心灵放松的绝佳方式。

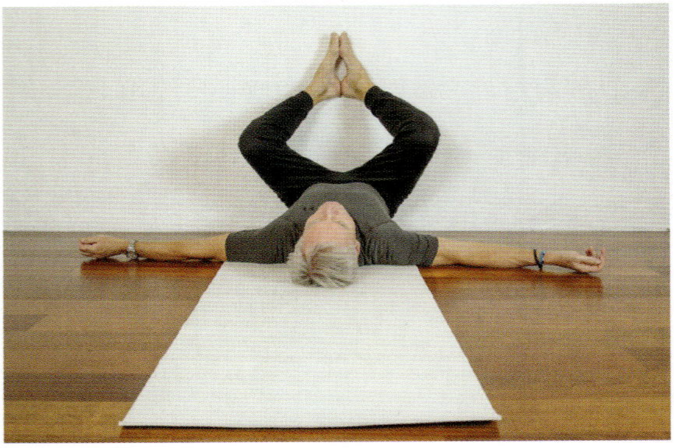

这两个靠墙的体式都是睡前准备的好方法，可以使用辅助工具让自己尽可能舒适。

体式 8：仰卧脊柱扭转式

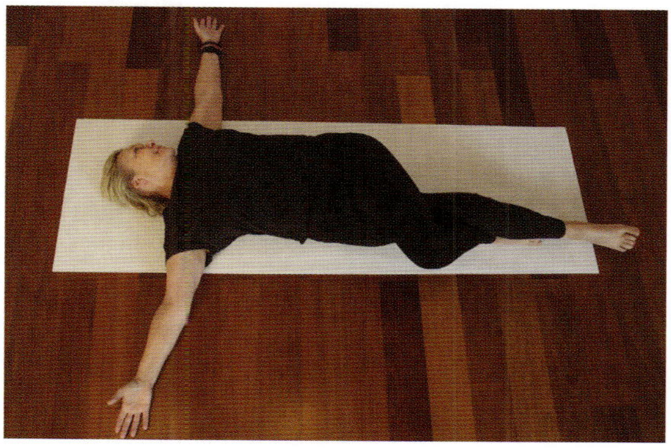

每侧 3 分钟

享受这个温和的脊柱扭转动作，它能缓解背部的紧张感。

反体式：换另一侧练习。

结束：保持挺尸式 5 分钟。

在这个体式中运用深呼吸，真正地放下烦恼，将注意力向内集中于自己的身体和思维。

现在，在享受美好的夜间休息之前，先品尝一杯草本茶吧。

健康膝盖和髋部序列

长期使用膝盖和髋关节意味着它们承受了很大的压力，可能已经或正在磨损。

以下序列能让我们最重要的组织在进行相关活动时恢复一点灵活性。这样即使你已经安装了一两个人工关节，仍然可以继续活力满满。

开始：挺尸式

保持 4 分钟

在开始这个序列之前，享受一下宁静的时光。

特别关注你的髋关节和膝关节。是否有某个部位比其他部位更僵硬？

就我个人而言，我感觉左膝外侧僵硬，但当我集中注意力时，我意识到我的左腹股沟紧绷，放松腹股沟可以减轻膝盖的压力。

体式 1：蝴蝶式

3 分钟

蝴蝶式可以拉伸膝盖和大腿肌肉，促进运动并缓解疼痛。

反体式：鹿式。

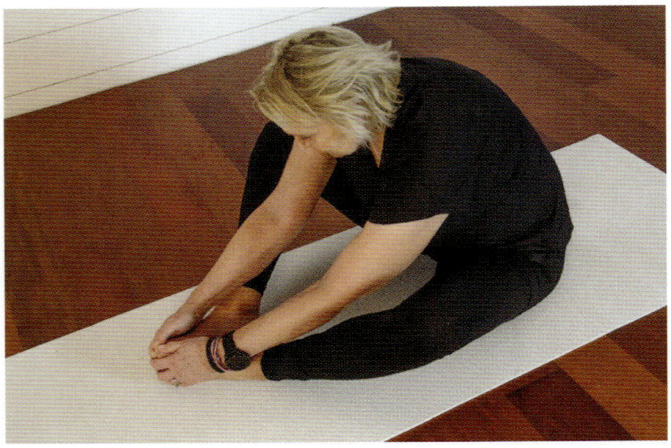

体式 2：人面狮身式/海豹式

3 分钟

这个姿势可以增加关节的活动范围，缓解髋关节和膝关节的压力与疼痛。如果你的背部有问题，请小心练习。找到自己的极限，不要过度伸展。

反体式：婴儿式。

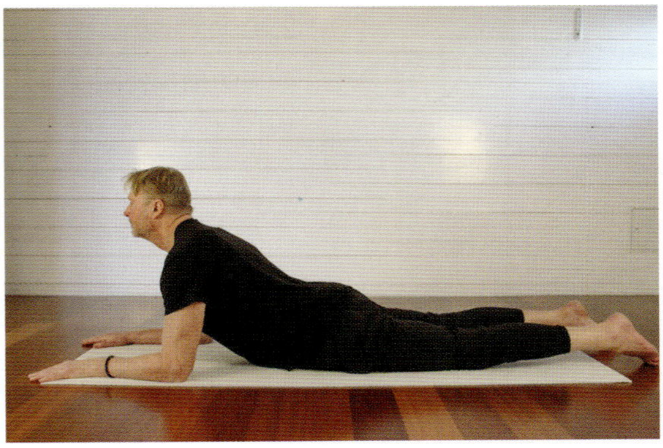

体式 3：深蹲式

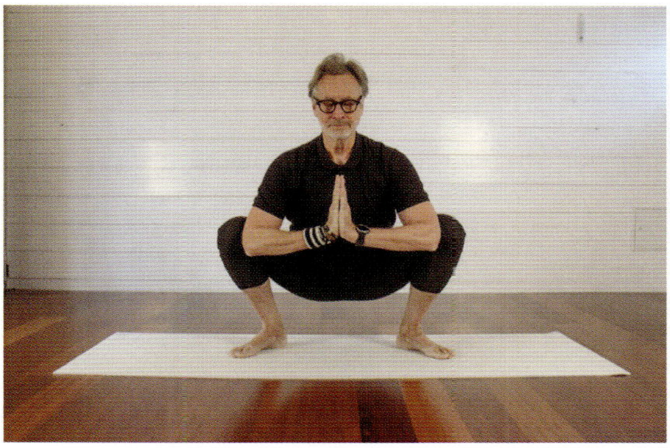

只要没有不适，可以尽量保持

这是缓解髋关节、脚踝和膝盖压力的好方法。如果深蹲有困难，可以扶着桌腿或楼梯扶手。

反体式：悬挂式。

体式 4：睡天鹅式

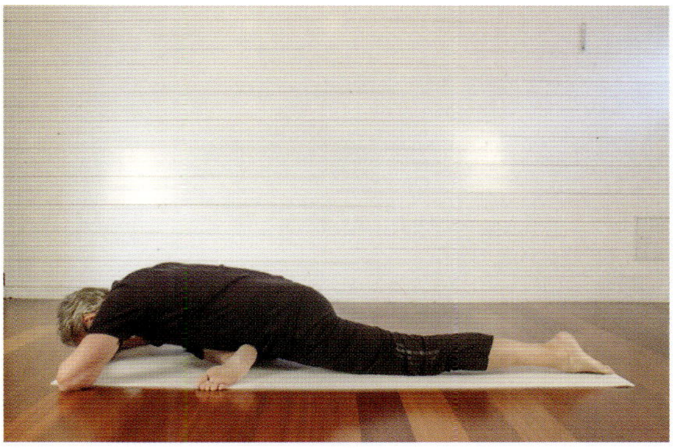

每侧 3 分钟

伸展髋屈肌和髂胫束可以缓解一些重要肌肉和关节的压力。为了更加舒适，可以在臀部下方或弯曲腿的侧面垫一个软垫。

反体式：下犬式。

体式 5：半鞍式

每侧 3 分钟

这是拉伸髋屈肌和股四头肌的绝佳方式，能够缓解所有下肢关节的紧绷感。

反体式：仰卧脊柱扭转式，每侧 3 分钟。

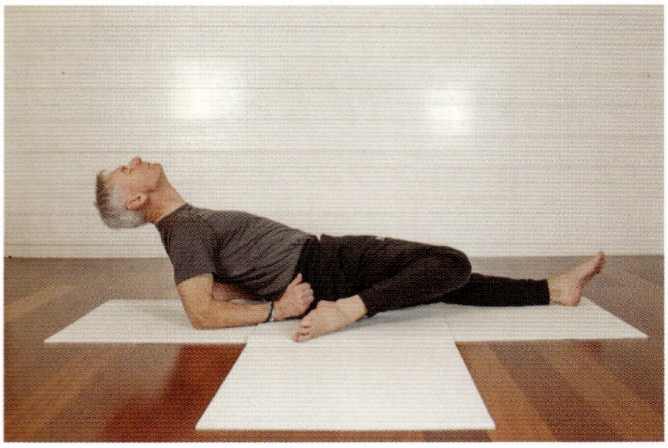

体式 6：仰卧脊柱扭转式

每侧 3 分钟

这个出色的髋部旋转体式能够拉伸外侧腿的膝盖肌腱，同时放松髋部。将膝盖放在瑜伽垫上，可以感觉更舒适。在膝盖之间放一个垫子或瑜伽砖，会更加放松。

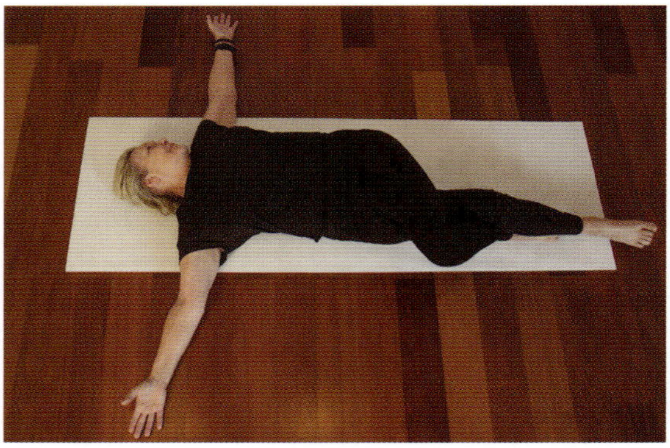

结束：可以尽情享受挺尸式。

挺尸式可以放松髋关节和膝关节周围的肌肉组织。
保持 5 分钟或更长时间，有助于释放压力，减轻疲劳感。

30 分钟改善消化序列

你可能会好奇，自己的头痛、腹胀和（或）胃酸反流是否由饮食引起，很有可能是的，尤其是随着年龄的增长，我们的身体需要更长的时间来处理摄入的食物。某些阴瑜伽体式可以通过缓解压力来刺激休息和消化系统，从而帮助解决胃部问题。

任何拉伸或扭转腹部肌肉的体式都可以调节消化系统，因为你正在给胃和肠道进行轻柔的按摩。

开始：挺尸式

保持 5 分钟

在开始之前，这个体式可以使你身心平静下来，你会从交感神经状态转变为副交感神经状态。

体式 1：桥式

4 分钟

这是拉伸腹部肌肉的好方法，它有助于刺激甲状腺，从而提高新陈代谢。

反体式：将膝盖抱于胸前，坚持 2 分钟。

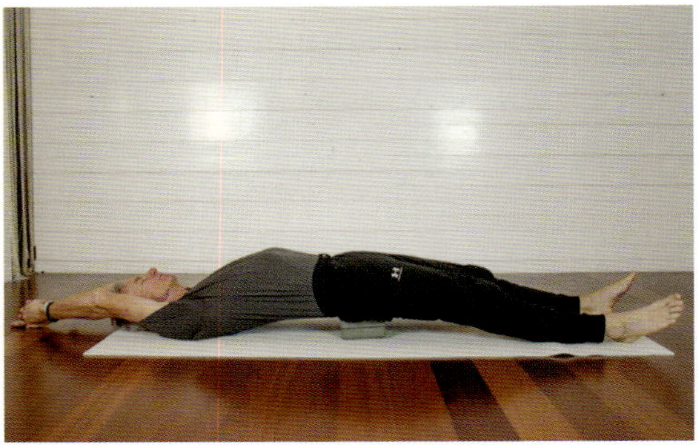

体式 2：深蹲式

2~3 分钟

下蹲可能具有挑战性，但它能让血液更快地流经全身，促进血液循环，协助食物的输送。

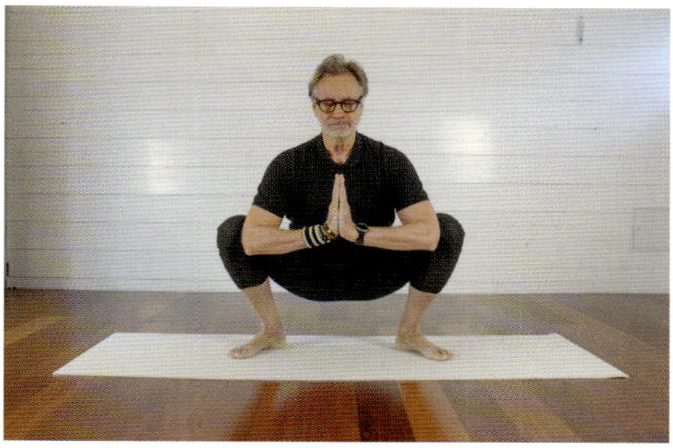

反体式：悬挂式。

悬挂式能拉伸腘绳肌和臀部，是深蹲的完美对抗动作。练习悬挂式，能刺激新鲜血液生成、营养物质吸收和氧气交换，改善消化系统并促进新陈代谢。

体式 3：仰卧脊柱扭转式

每侧 3 分钟

这个体式非常利于胃部放松、腹部放松和食物消化，这也是睡前放松胃部的好方法。

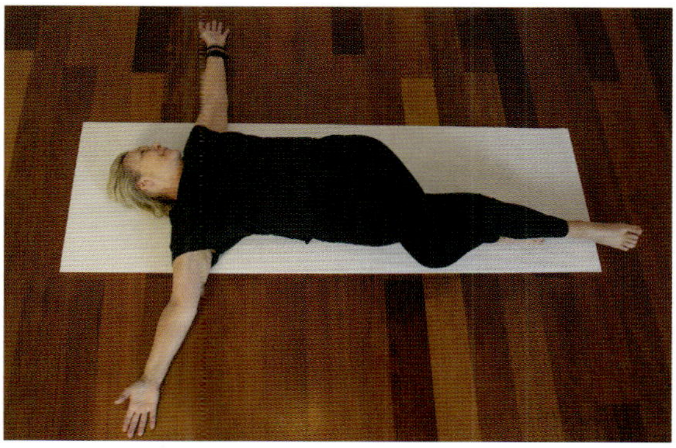

体式 4：婴儿式

3 分钟

另一个帮助放松的好体式，让肠道做它们需要做的事情。

反体式：猫式 / 牛式。

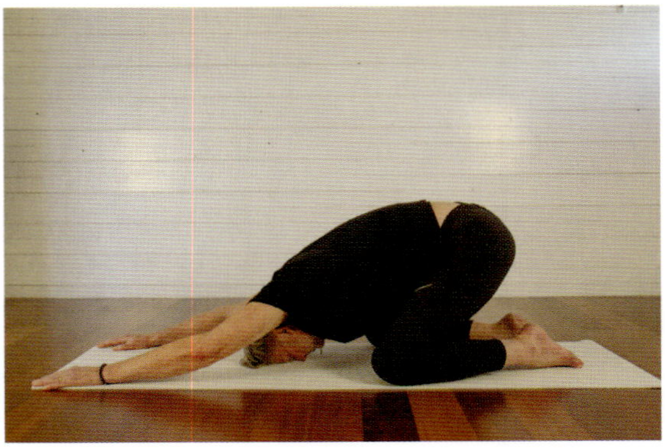

结束：保持挺尸式 5 分钟。

躺下，放松，感受刚刚瑜伽给胃部带来的改善。享受一天中的剩余时光——或者睡个好觉，现在胃部不那么容易打扰你了。

滑雪者序列

喜欢在新积的雪地上“嗖嗖”地滑下来酷酷地转弯吗？阴瑜伽的轻柔拉伸和强健是延长滑雪时间的好方法。

这套动作主要针对膝盖、脚踝和臀部，使你在遇到任何雪道或天气条件下都处于最佳状态。根据你在滑雪前或滑雪后的情况，或两者兼之，尝试其中的一些或全部体式。

开始：挺尸式

5 分钟

想一想你的膝盖、脚踝或臀部是否有任何特殊问题，并想一想你是否需要在一侧或另一侧多花些时间。

体式 1：脚踝伸展式

1~3 分钟

这个体式能增强脚踝的力量，让双脚在滑雪靴中保持健康。

靴子里的脚踝越灵活，就越能更好地控制滑雪板，在斜坡上滑行的一天也就越有趣。

反体式：下犬式。

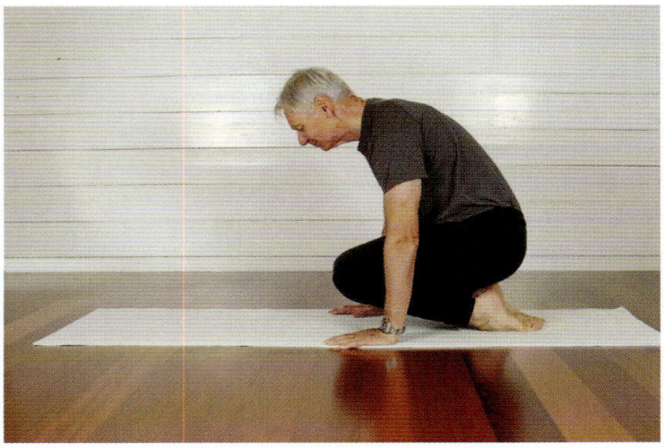

体式 2：龙式

每侧 3 分钟

无论哪种龙式，都能拉伸髋屈肌，让你在雪道上更加灵活。髋屈肌使你有能力向下滑行，吸收作用于身体的力，同时减轻腰部的压力。

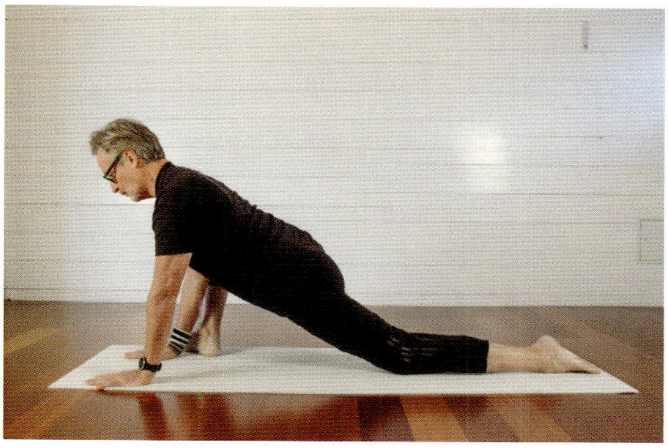

反体式：婴儿式。非常适合滑雪者，因为它能拉伸下背部，而下背部在滑雪时尤其容易受伤。此外，也有利于伸展在雪道上练了一天的股四头肌。

体式 3：仰卧蝴蝶式

3 分钟

这个体式可以拉伸下背部和髋屈肌，对于整天或者半天滑雪的人来说非常重要。

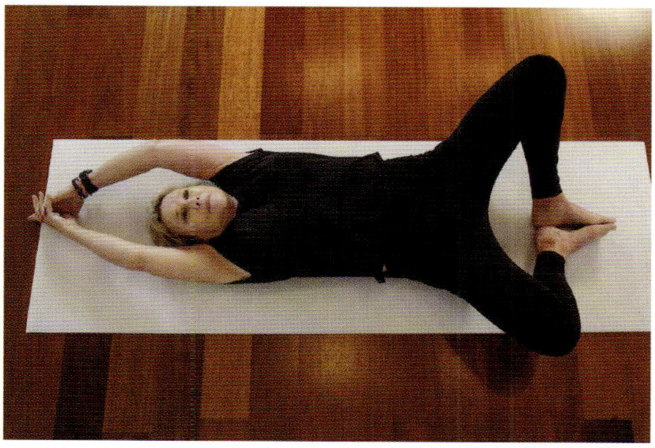

反体式：雨刷式。这是一个让腿部和臀部得到正确运动的绝佳姿势。

体式 4：悬挂式

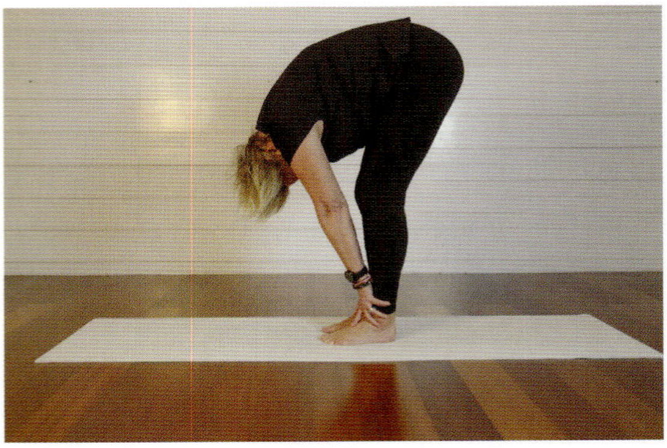

3 分钟

做这个体式有助于放松肌腱，拉伸脊柱和小腿。这些都是在滑雪道上取得完美成绩所需要的。

反体式：尽量保持 1 分钟左右，给跟腱施加压力，拉伸背部，拉伸臀部肌肉。

结束：可以尽情享受挺尸式。

和其他运动一样，不要只是想，而是要去做。相信自己的技术，也许只是简单地数一数转弯次数，就能更好地享受滑雪道并滑得更好。

7

15 分钟应对各种情况的速效练习

能抽出 15 分钟吗？当然可以。虽然较长时间的阴瑜伽伸展运动对身心健康大有裨益，但每天 15 分钟专注于身体的某个特定部位，也能让你的感觉（可能还包括你的外表）大有改观。

定期拉伸（这里指的是阴瑜伽体式）有助于身体放松，改善活动能力，促进心脏健康，并避免一些因衰老带来的影响。

15 分钟晨间唤醒练习

你见过猫咪起床后做伸展运动的样子吗？你也可以这样做。这个简短的动作能让你为新的一天做好准备，而且你甚至不需要下床就能做到。

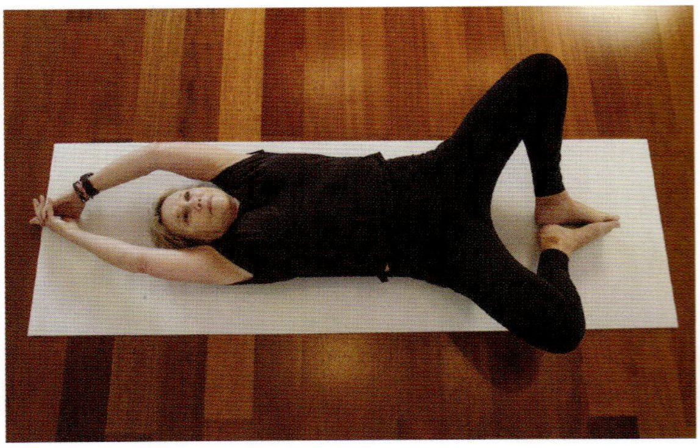

体式 1：仰卧蝴蝶式

双手放在身体两侧或脑后，2~3 分钟

一觉醒来，你一定会感到身体紧绷。你只需将双手放在脑后，伸直双腿，双脚平放；然后将脚底并拢，双腿翻转。保持一会儿，你就会感到臀部得到了锻炼。

几分钟后，松开双手，用手掌将膝盖并拢，保持几秒到 1 分钟。

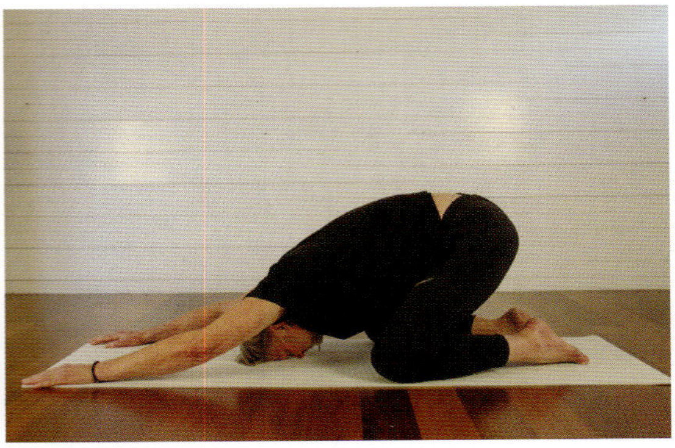

体式 2：婴儿式

3 分钟

这个体式能让下背部、膝盖、臀部和脚踝得到猫一样的伸展。

翻转到腹部朝下，然后膝盖和手掌支撑，将臀部向后推。双膝分开，双脚并拢。深呼吸，尽情享受。

完成后，仰卧放松。

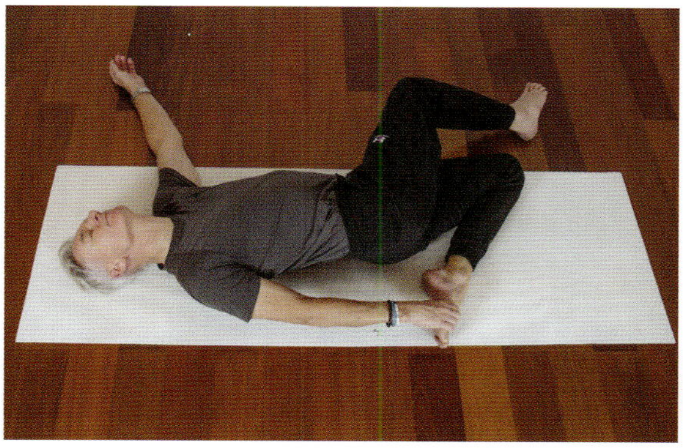

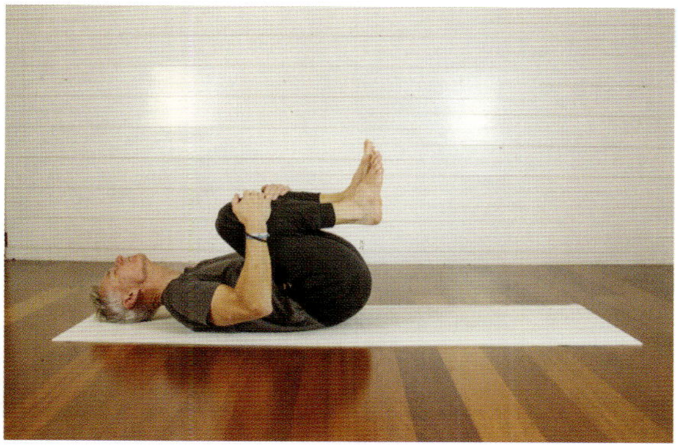

体式 3：猫拉尾巴式

每侧 2 分钟

现在，让我们拉一下髋屈肌，唤醒它们。你可能需要用右肘支撑自己。将右腿放在左腿上方，然后抓住左脚。

拉动你的脚，直到你感觉到臀部上方的拉伸。

几分钟后放手，拉另一只脚。完成后翻身仰卧。

体式 4：胸触膝式

3 分钟

顾名思义，就是抓住你的膝盖，把它们抱到胸前。如果你愿意，可以在下床之前，将一条腿拉到胸前，让腹部肌肉得到锻炼。

体式 5：挺尸式

3 分钟

松开膝盖后，放松回到挺尸式，集中精力深呼吸，帮助你在下床前放松。

现在走进厨房，把水烧上。

15 分钟办公室肩部放松练习

弯腰驼背或用错误的坐姿盯着屏幕看，都是一种痛苦。这个 15 分钟的肩部修复法能帮你放松颈部和肩胛骨，甚至让你在工作和休息时都能保持更好的姿势。

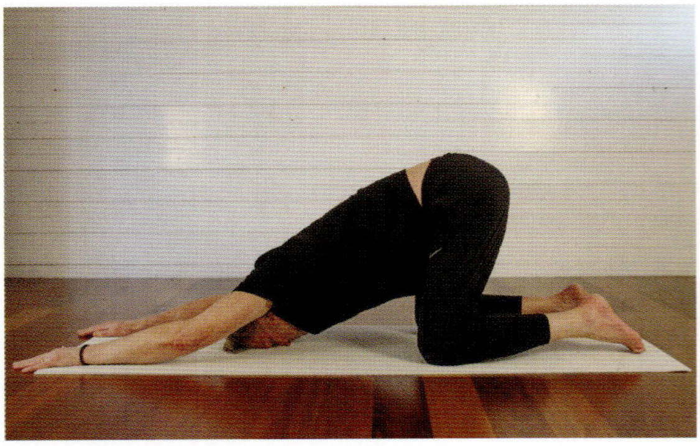

体式 1：融心式

3 分钟

融心式是肩部中上部的完美开合。用毯子垫着额头会更舒服。如果你想要更深层次的拉伸，可以靠在下巴上（有些人会觉得不舒服），或者在瑜伽长枕上伸展双臂。

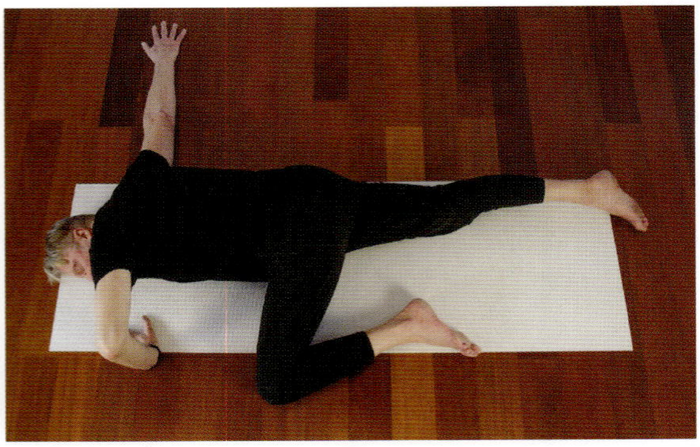

体式 2：展翅式

每侧 2 分钟

如果你的肩膀真的很紧，只需集中精力用你的手对伸展的手臂施加压力。如果你想做得更多，可以将上臂完全伸直。

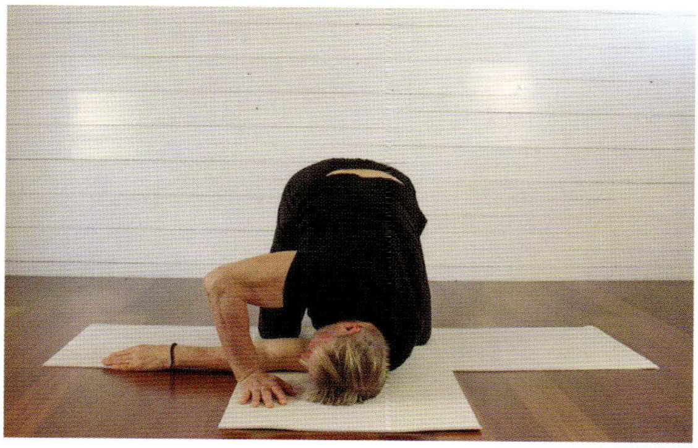

体式 3：穿针引线式

每侧 2 分钟

这个体式能很好地唤醒肩膀、上背部和颈部，有助于改善身体的活动范围，缓解肩部紧张，并有助于在忙碌的一天后放松下来。

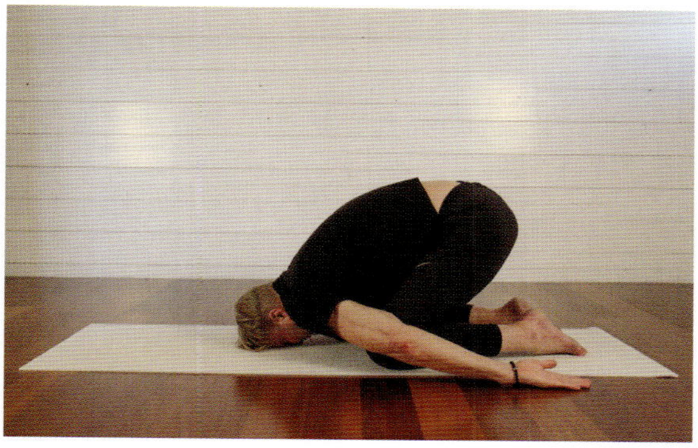

体式 4：婴儿式

3 分钟

婴儿式有助于放松，同时拉伸脊柱、肩膀、臀部和脚踝。专注于呼吸，让你的身体更加和谐，肩膀也更加放松。

15 分钟背部强化练习

哎哟，背一直在疼。

试试这个快速练习法，放松僵硬的椎骨，释放一些急需的能量。

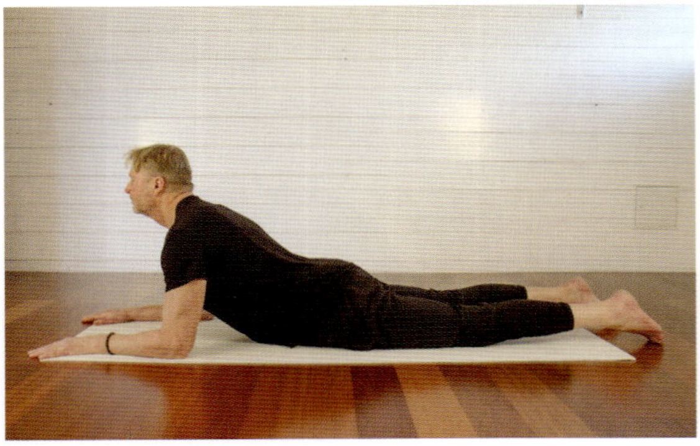

体式 1：人面狮身式

3 分钟

这个体式有利于释放小背部的紧张，调整你的自然姿势。如果你觉得这个姿势有点太紧绷，可以将双腿稍微分开。

完成后，趴着放松一会儿，享受静止的感觉。

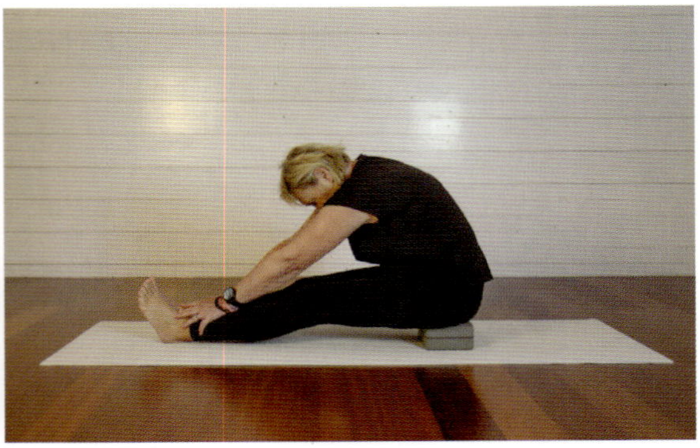

体式 2：毛毛虫式

3 分钟

很多人的腘绳肌比较短，这会对坐骨造成牵拉，从而对背部造成压力。毛毛虫式可以拉伸脊柱韧带，从而缓解背部疼痛。

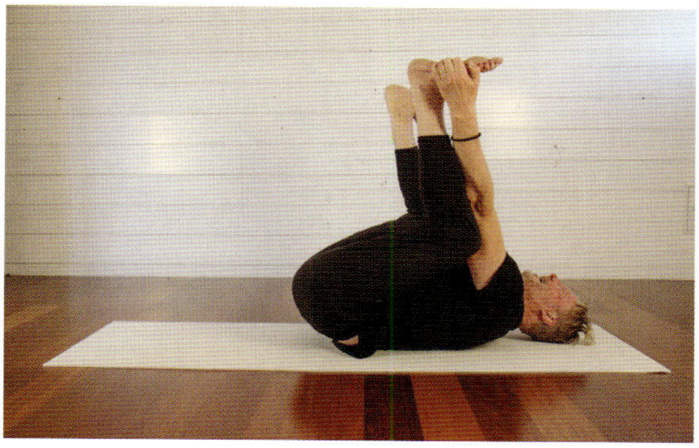

体式 3：快乐婴儿式

3 分钟

这个可爱的姿势可以缓解脊柱的紧绷感，并通过拉长和打开下背部来帮助调整脊柱。

如果无法抓住双脚，不用担心，抓住脚踝或小腿也可以。

快乐婴儿式结束后，尽量拉伸全身——从脚尖到手指尖。

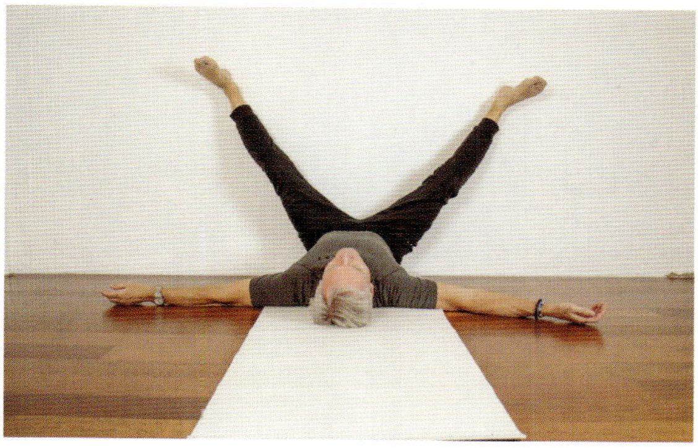

体式 4：靠墙开胯式

4 分钟

这是一个不错的拉长、伸展背部肌肉及腘绳肌的放松方式，当然，越靠近墙壁，拉伸幅度就越大。

15 分钟保护梨状肌练习

想知道你的梨状肌是什么吗？它是你臀部臀大肌后面的一块小肌肉。梨状肌可能会因受伤、过度运动 (如走路)、收紧或肿胀而发炎。

这个固定的 15 分钟旨在伸展梨状肌周围的部位，改善身体的活动范围。

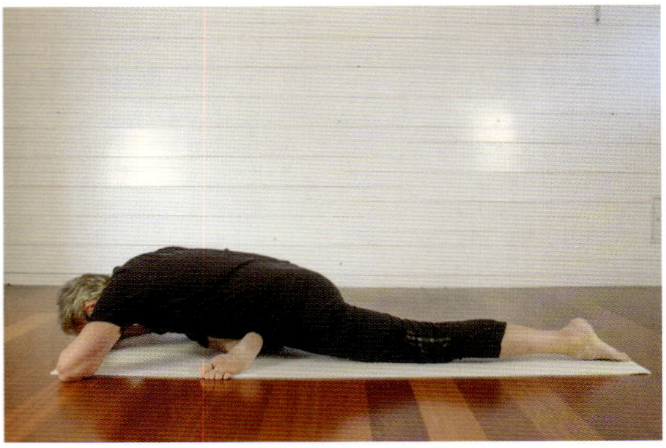

体式 1：睡天鹅式

每侧 3 分钟

睡天鹅式可以对臀部肌肉和大腿内侧进行很好的拉伸，缓解紧绷感。练习完这个体式，可以通过下犬式伸展一会儿。

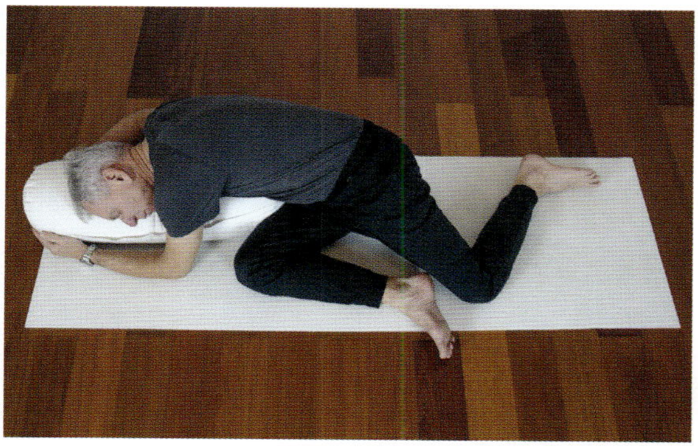

体式 2：鹿式

每侧 3 分钟

久坐后，鹿式对下背部、臀部肌肉、髋部和股四头肌都有很好的拉伸作用。躺在瑜伽长枕上，真正享受体式带来的放松。

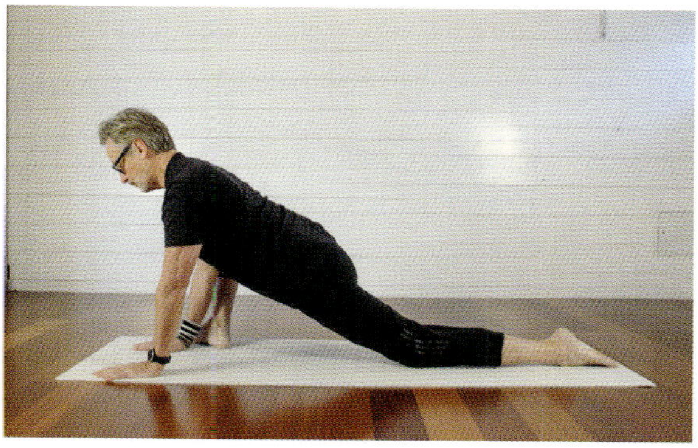

体式 3：龙式变体

每侧 2 分钟

这是打开髋屈肌和股四头肌的好方法，它能减轻身体前侧的压力，缓解下背部的紧绷感。

15 分钟健康髋部练习

臀部是不会说谎的，尤其是当它们开始让你感到疼痛时。随着年龄的增长，我们更容易受到磨损和关节炎的影响。拉伸髋部有助于增加身体的活动范围，缓解髋部疼痛。试试以下动作。

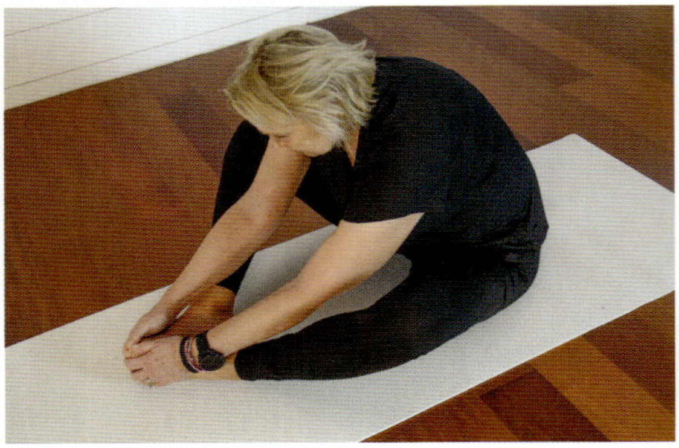

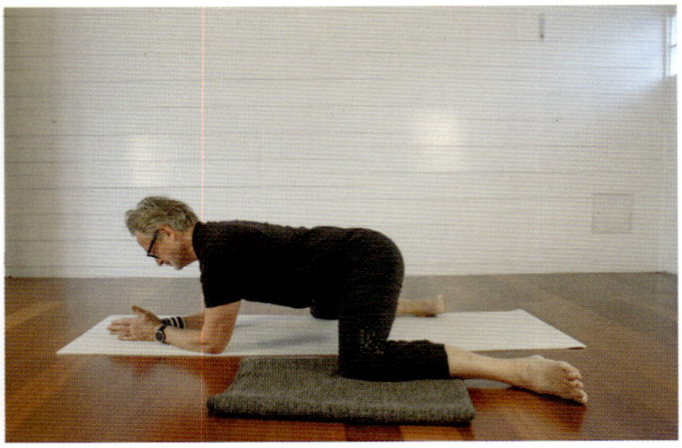

体式 1：蝴蝶式

3 分钟

每个人都应该每天练习这个姿势，只需 3 分钟（如果有时间，可以练习的时间长一些），就能拉伸臀部和大腿内侧肌肉，使它们不那么僵硬。

体式 2：蛙式

3 分钟

记住，练习蛙式时，尽量将双脚向外打开，不要一次给臀部施加太多压力，让髋部边缘和重力发挥作用。

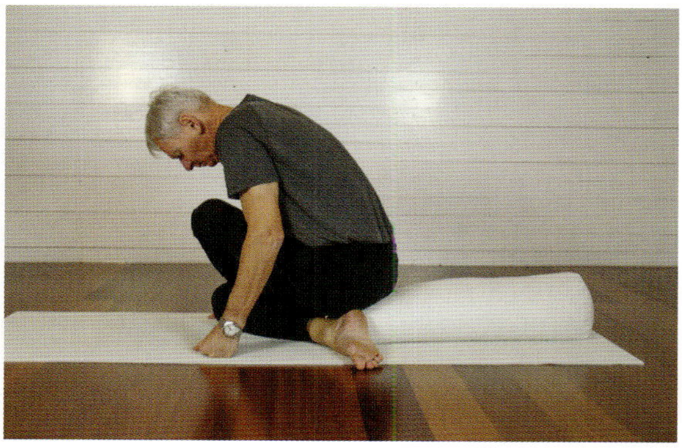

体式 3：鞋带式

每侧 3 分钟

如果鞋带式对你有难度，那你并不孤单。但不妨一试，因为这是一个很好的开髋动作。如果你无法完成整个姿势，可以坐在瑜伽砖、靠垫或瑜伽长枕上做半鞋带式。

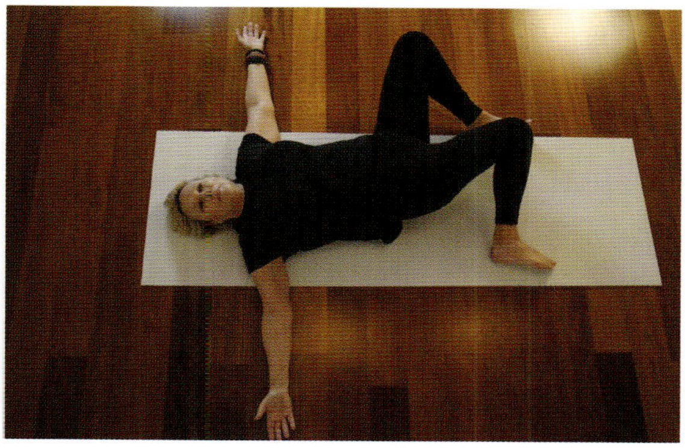

体式 4：雨刷式

保持你自己喜欢的时间

这是对臀部及腿部内、外侧肌肉的主动拉伸。如果有时间，可以每天都练习这个动作。

你为什么没有时间呢？

15 分钟情绪调节练习

中医医生会告诉你，情绪低落可能是胃经和脾经郁滞了。

胃经从眼睛下方开始，直到第二脚趾。脾经起于跗趾外侧，行至腋下。

15 分钟的情绪调节练习有助于疏通这些经络，希望能让你感觉更加快乐和平衡。

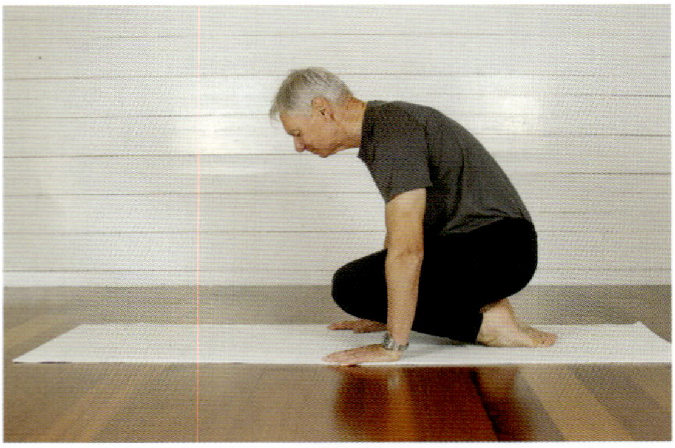

体式 1：脚踝伸展式

1 分钟或尽可能长

这个姿势能很好地刺激脚踝，从源头疏通经络。如果感觉这个姿势太难，可以换成婴儿式。

把 1 分钟左右的悬挂式作为反体式。

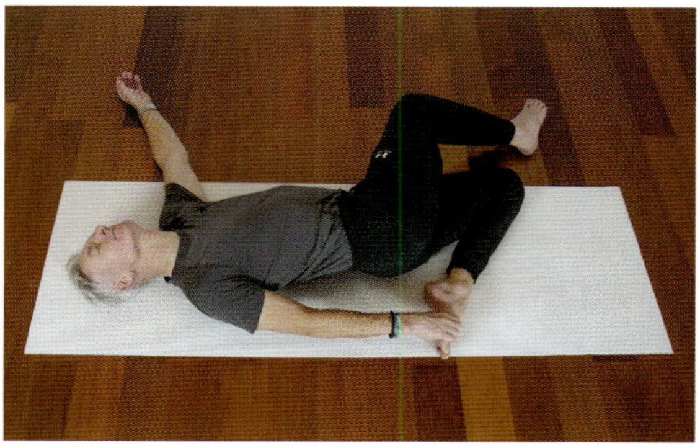

体式 2：猫拉尾巴式

每侧 2~3 分钟

这是一个非常好的拉伸动作，可以打开股四头肌和股内侧肌。每个方向完成后抱膝 1 分钟左右。你几乎能感觉到幸福感开始流淌。

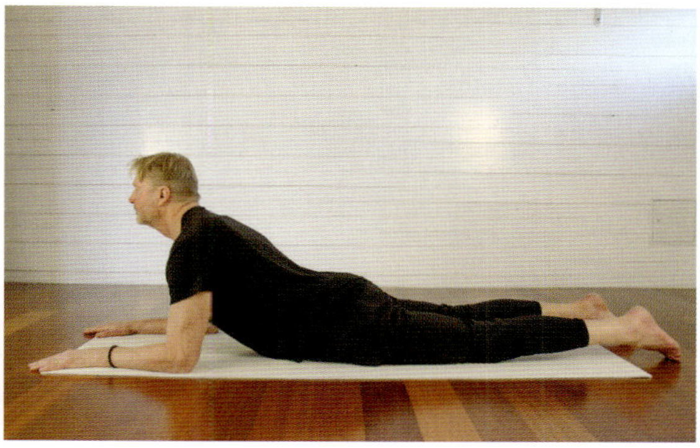

体式 3：人面狮身式/海豹式

3 分钟

这个体式让你更快乐、更放松，让脊柱恢复自然曲线。这何尝不是一种幸福呢？

15 分钟心理减压练习

减压练习更多的是向内看，而不是向外寻找。试着从“我”的角度而不是“他们”的角度思考问题。只有当自己感觉更好时，才能帮助家人和朋友变得更好。

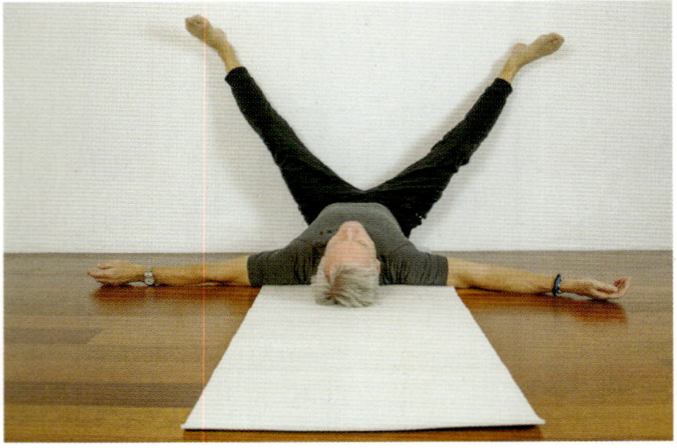

体式 1：靠墙开胯式

5 分钟

进入这个姿势的简单方法是垂直于墙壁躺下，然后在抬起双腿的同时滑动臀部。做完后，集中精力做 4×4 呼吸，用鼻子吸气 4 秒，保持 4 秒，然后用嘴呼气 4 秒。

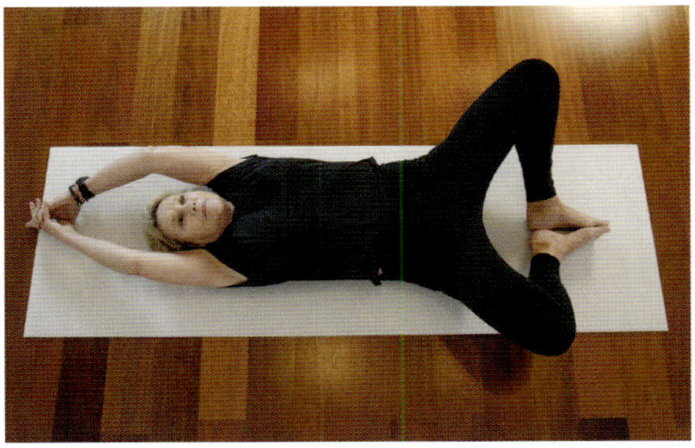

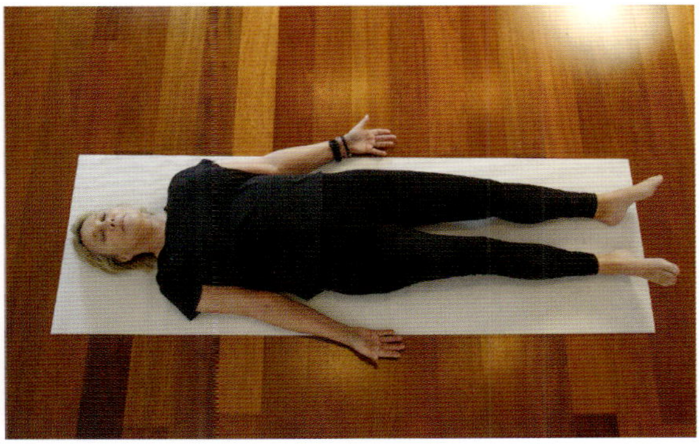

体式 2：仰卧蝴蝶式

5 分钟

如果可以，双手举过头顶。或许可以躺在瑜伽长枕上，专注于呼吸。

你是否思考过食物是如何影响你的情绪的，哪些食物对你有益，哪些食物应该多吃，哪些食物应该少吃。

体式 3：挺尸式

5 分钟或更长时间

保持这个姿势放松，时间不限。在此期间，审视自己的身体，每个部位的感觉如何？当你躺在那里时，脑海中有哪些感觉或想法？

8

提升阴瑜伽体验的生活小贴士

如果你正在阅读这本书，而且已经读到这里，那么你就会知道，任何形式的运动都是我们提高生活质量的途径，而且很可能会让我们更长寿。

运动能让我们更健康、更强壮，还能帮助我们避免睡眠不足和抑郁等负面影响。

我在练习阴瑜伽的过程中发现，它能给人带来三大效果：

更强壮，

更灵活，

压力更小。

我发现还有一些其他的生活小技巧能带来很大的不同：

力量训练

你是50岁以上的健身者吗？从不间断的那个？有间断的那个？从不健身的那个？无论你是哪种类型，我们都知道力量训练能让我们变得更强壮，有助于增强肌肉质量，有助于保持骨密度，降低患骨质疏松症、心脏病和关节炎等疾病的风险。

与阴瑜伽一样，健身房训练可以改善睡眠，减少抑郁。所以，也许是时候加强、重新开始或第一次去健身房锻炼了。

拜访私人教练

与所有类型的运动一样，如果你已经很久没有举重了，请先去看医生，以确保安全。接下来，你应该去找一位经过认证的私人教练，他可以为你设计专门的训练计划。

平衡训练

随着年龄的增长，肌肉和神经会变得不那么灵活，反应速度也会下降。这会影响我们的平衡能力，我们需要在这方面下功夫。

虽然阴瑜伽有助于提高身体的灵活性，是一种有效的训练方式，但我们还需要进行平衡练习，以防止摔倒，并使步行、跳舞和骑自行车等日常活动变得更加轻松。

试着单腿站立，看看自己每次能坚持多久。也许可以在刷牙的时候练习。熟练后，闭上眼睛练习，看看效果如何。

不出国门，拥抱地中海式生活

我们都了解过地中海饮食，也许我们应该采用它。地中海饮食以植物性食物为主，并含有一定量的鱼、家禽和乳制品，红色肉类较少。地中海饮食的好处包括减肥、使心脏更健康、控制糖尿病、改善认知功能，可能还能延长寿命，何乐而不为呢？

我做过的一种生活创举就是吃素食，即吃热量更低且不含动物脂肪的食物，我已经感受到了它带来的积极影响。从不吃肉以来，我已经瘦了大约10公斤。

“但我不能没有肉”，我听到有人这样说。好吧，先试试周一不吃肉，然后加上周四，最后再加上周日。这样你就迈向了更健康的生活，你不需要“冷处理”。

开始练习阴瑜伽的时机

希望这本书能激励你尝试阴瑜伽。或者，如果你以前练过，也可以继续做你正在做的事，只是多做几次。提醒你一下，阴瑜伽是一种低强度运动，可以提高身体柔韧性，缓解压力，帮助睡眠。

晚安。

50 岁以上阴瑜伽模特

衷心感谢这些美丽的人们（在很多方面）同意为本书中的体式做模特。

Paul Steele（作者）

我的瑜伽之旅始于大约 10 年前，当时我参加了瑜伽课程，试图提高自己的柔韧性。一开始我并不喜欢，因为我觉得像太阳式和勇士式，这样的体式既无聊又重复。但是后来，我的膝盖受伤了，这让我再也不能做我喜欢的运动了。

在不知不觉中，我找到了解决问题的方法——阴瑜伽。我喜欢静止的感觉，也明白了每个体式的好处。几个月后，我发现我的膝盖疼痛消失了，关节活动范围大了，我能够享受无痛的积极生活了。

受此启发，几年前我参加了在西班牙举办的瑜伽联盟 50 教师课程，学习了阴瑜伽的练习和原则，即我在本书中与大家分享的。

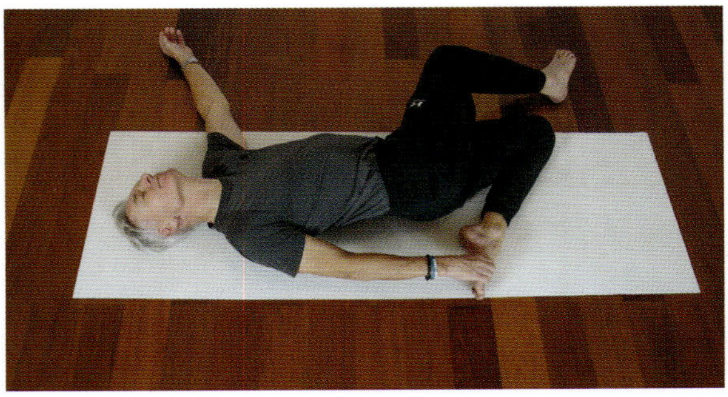

Torgny Vikbladh

45 岁时，我的背部经常出现问题，生活压力很大。我惊恐地发现，我的肩膀僵硬得几乎无法将手放在背后，更不用说向天花板伸直手臂了。

由于压力过大和久坐，我的髋屈肌非常紧绷，导致坐骨神经痛及背部、颈部和肩部疼痛。尽管我做了一些运动，但我的身体越来越僵硬，疼痛感也越来越强。瑜伽很快缓解了我背部的问题，增强了我的活动能力。

自2005年以来，我在瑞典南部经营着一家瑜伽工作室，并获得了瑜伽联盟RYT500认证，几年来，我通过各种课程培训了数千人。

Tom Johnson

我一直对瑜伽感到好奇，但从未付诸行动。相反，我一直坚持慢跑、打网球和在健身房锻炼。我的体形很好，但身体僵硬，背部和肩膀一直有轻微疼痛。几年前，我因骨关节炎做了部分髋关节置换手术，然后决定尝试瑜伽来恢复。

这对我的身体来说简直是个奇迹。我的髋关节恢复了，而且随着身体柔韧性的增强，背部和肩膀的疼痛也减轻了。此外，瑜伽还能帮助我减轻压力，恢复良好的平衡感，这对我的滑雪运动大有裨益。

如今，我每周练习 4~5 次瑜伽，虽然有时只练习 15 分钟，但这足以让我的身体发生巨大的变化。

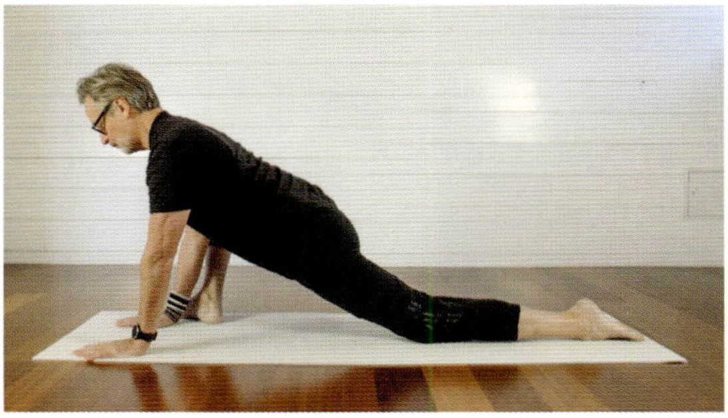

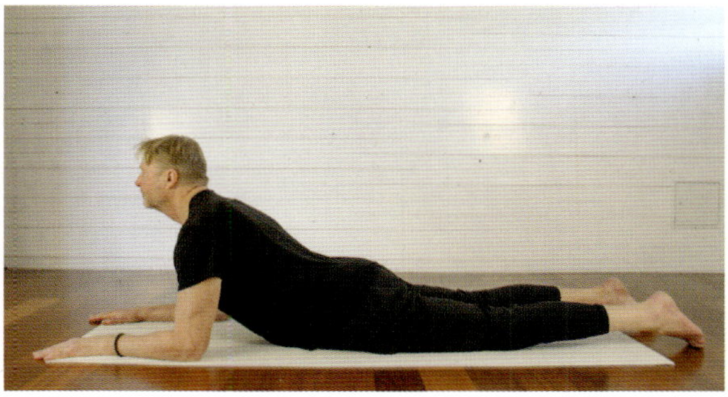

Pia Hellberg Lannerheim

我一直喜欢多种运动，如打高尔夫、滑雪和体能训练等，直到我得了癌症。

经过一番可怕的治疗后，我似乎暂时摆脱了病魔，于是开始进行癌症康复治疗了。我注意到，康复训练中的几个动作与阴瑜伽的体式相似。其中包括“蝴蝶式”“毛毛虫式”和其他专门用来对抗放疗影响的体式。

习惯了阴瑜伽练习，意味着我更容易适应康复锻炼，可能会比平时更快地坚持下去。

此外，阴瑜伽还能让我睡得更好，缓解身心紧张，帮助我减轻疼痛。

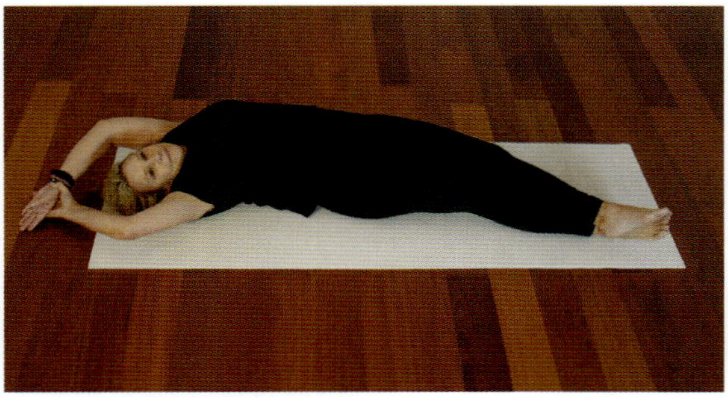

Karin Nilsson-Brandenberger

瑜伽对我的身心都有帮助。以前滑雪或慢跑时，我感觉右膝有些疼痛。自从我练习瑜伽后，疼痛消失了，腰部也好多了。瑜伽让我感觉更踏实，即使在生活压力增大的时候，它也能为我提供“我的时间”和“练习呼吸的时间”。它的正念练习对我绝对有帮助。

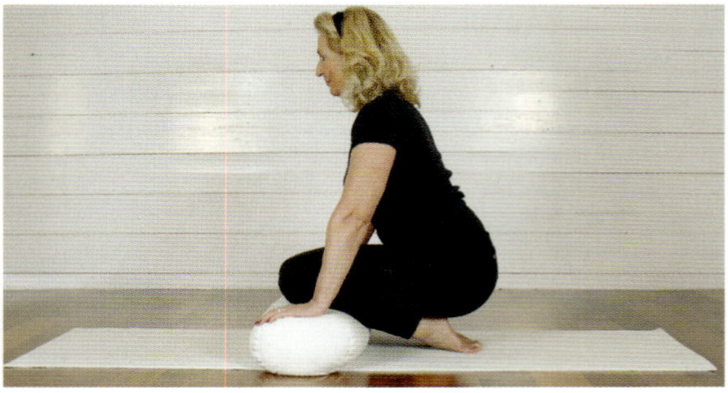

致谢

如果没有膝关节的疼痛，这本书是写不出来的。因此，我必须以一种受虐狂的方式感谢我四处寻找缓解疼痛的方法，而我通过阴瑜伽找到了这种方法。

如果没有参加在西班牙马拉加举办的阴瑜伽教师课程，我也不可能有今天的成就。课程由两位杰出的培训师主持，他们是来自 House of InnerPower 的 Ilse-Marie Sobering 和来自 Jane Bakx Yoga 的 Jane Bakx。Ilse-Marie 向我们展示了阴瑜伽的精神之美，Jane 则带我们深入了解了练习阴瑜伽对身体和骨骼的益处。

非常感谢我的搭档 Pia Hellberg Lannerheim，在我花费大量时间研究和撰写这本书时，她始终保持着耐心，并为我提供了如何让这本书更好的建议和提示。

Kim Malmström 是我的文案同事，她花了很多时间，却不计回报。她不仅为如何提高文字的可读性出谋划策，还为如何让文字更有温度出谋划策。

就像汽车一样，如果没有“老车模”讲述瑜伽，尤其是阴瑜伽如何改善他们生活的真实故事，这本书将一无是处。感谢 Karin、Pia、Tom 和 Torgny。

感谢 Angelica Brandelius 和 Anders Glemme 提供的科学意见，也感谢 Wahlgren Golf 高级专业教练 Christoffer Wahlgren 为高尔夫球手的阴瑜伽部分提供的验证。

Sanni Sorma，如果没有你天才的摄影技巧和艺术指导，这本书就不可能问世。

还要感谢 Lotus 出版社的 Jon，他认为这是一个值得分享的项目。

谢谢大家！